普通高等教育"十三五"公共课规划教材

结核病与艾滋病
防控知识读本

主　编　郝　雁　梁志静

副主编　杨浩杰　何昌谋　李利利

　　　　刘庆安　倪　宁　宗建国

　　　　王志瑜

主　审　樊泽民

U0290744

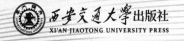

西安交通大学出版社
XI'AN JIAOTONG UNIVERSITY PRESS

内容简介

本书紧密围绕高等学校人才培养目标,以《普通高等学校传染病预防控制指南》《普通高等学校健康教育指导纲要》《学校结核病防控工作规范(2017版)》为编写依据,主要介绍结核病与艾滋病这两种校园重点传染病的流行病学和防治知识,以及针对以上两种疾病的校园防控措施、健康教育及健康促进指导思想和策略,侧重培养大学生促进自身、他人和社会健康的行为、责任和意识。

本书既可作为高等学校健康教育教材,也可作为大众了解结核病与艾滋病健康知识、提高健康素养的专题讲座读本和参考书。

图书在版编目(CIP)数据

结核病与艾滋病防控知识读本/郝雁,梁志静主编.—
西安:西安交通大学出版社,2019.8(2024.10 重印)
ISBN 978 - 7 - 5693 - 1239 - 3

Ⅰ.①结… Ⅱ.①郝… ②梁… Ⅲ.①结核病-防治
②获得性免疫缺陷综合征-防治 Ⅳ.①R52 ②R512.91

中国版本图书馆 CIP 数据核字(2019)第 140456 号

书　　名	结核病与艾滋病防控知识读本
主　　编	郝　雁　梁志静
责任编辑	史菲菲
出版发行	西安交通大学出版社
	(西安市兴庆南路 1 号　邮政编码 710048)
网　　址	http://www.xjtupress.com
电　　话	(029)82668357　82667874(市场营销中心)
	(029)82668315(总编办)
传　　真	(029)82668280
印　　刷	陕西奇彩印务有限责任公司
开　　本	710mm×1000mm　1/16　　印张　8.25　　字数　160 千字
版次印次	2019 年 8 月第 1 版　　2024 年 10 月第 9 次印刷
书　　号	ISBN 978 - 7 - 5693 - 1239 - 3
定　　价	15.00 元

如发现印装质量问题,请与本社营销中心联系。
订购热线:(029)82665248　(029)82667874
投稿热线:(029)82668133
读者信箱:xj_rwjg@126.com

序

为师生健康、中国健康做出积极贡献

结核病、艾滋病是危害人类健康的重大传染性疾病，不仅对患者的身心健康造成伤害，而且患者又作为传染源，对疾病防控工作构成巨大威胁，成为重大公共卫生和社会问题。近年来，青年学生结核病、艾滋病疫情引起社会广泛关注，这两种疾病成为教育行政部门在学校重点防控的疾病。相关部门对学生人群的调查发现，学生结核病、艾滋病知识知晓率较低、风险防控意识薄弱。青年学生是国家的未来和民族的希望，一旦成为结核病、艾滋病患者，不仅会给个人和家庭带来极大伤害，而且会给社会和国家带来沉重的疾病负担。

目前，全国每年新发活动性肺结核患者约 145 万人，其中传染性肺结核患者 85 万人左右。学校人口高度集中、相互接触密切，增加了结核病感染、发病的危险，因此学生是结核病的高危人群。我国每年约有3000 多例学生感染艾滋病，青年学生感染艾滋病问题亟待重视。结核病、艾滋病的流行与人的行为、社会环境等诸多因素密切相关。至今，耐多药和广泛耐药结核病仍难以治愈，预防艾滋病的有效疫苗和治愈药物仍在研制之中，因此结核病、艾滋病重在预防。高校是开展结核病、艾滋病健康教育的重要场所，加强高校结核病、艾滋病健康教育意义重大。

为贯彻落实《"健康中国 2030"规划纲要》，教育部高度重视学校结核病、艾滋病预防控制工作，按照党中央、国务院统一部署，单独或与国家卫生健康委员会联合印发了《学校结核病防控工作规范（2017版）》《普通高等学校健康教育指导纲要》《普通高等学校传染病预防控制指南》等政策文件，明确了学校卫生与健康教育工作方向，规范了学校传染病防控，确保结核病、艾滋病防控工作在各级各类学校全面、深入、有效地开展。

本书编者参考了近年来国内外有关结核病、艾滋病基础和临床研究的书籍和最新文献，并了解了我国高等学校结核病、艾滋病的流行概况，将青年学生如何预防结核病、艾滋病的知识以及相关的健康知识、道德观教育等汇集成册，编写成高校结核病、艾滋病健康教育和健康促进知识读本，以满足我国在校学生接受结核病、艾滋病健康教育的需求。本书条理清楚，内容翔实，全面宣传普及结核病、艾滋病防治知识，提出了具有针对性的预防和控制处方，引导师生形成健康文明的生活方式，共建共享健康校园。本书既具有较高的学术水平，也具有较强的实用性和可读性，希望能为促进师生健康、中国健康发展做出积极贡献。

教育部体育卫生与艺术教育司　樊泽民

2019 年 6 月 26 日

目　录

第一部分　结核病

第二部分　艾滋病

第三部分　相关法规

附 录

第一部分

结核病

第一章 结核病概述

结核病是一种严重危害人类健康的慢性传染病,又被称为"痨病"或"白色瘟疫"。进入 21 世纪以来,被人们认为已经有效控制并在一些地区近乎绝迹的结核病,在沉寂了几十年后又死灰复燃,并以迅猛的势头肆虐全球。在单一传染病导致的人类死亡中,结核病是排名第二的传染病病种。

根据世界卫生组织(WHO)的《2018 年全球结核病控制报告》,2017 年全球范围内估算有 1000 万(范围:900 万~1110 万)结核病新发病例,其中我国结核病患者数量占全球的 9%,位居世界第二位。我国是全球 30 个结核病高负担国家之一。在我国法定传染病报告系统中,肺结核报告发病数始终位于全国乙类传染病前列。结核病是目前严重影响我国人民健康的公共卫生问题,而且影响到社会和经济的发展,是我国重点控制的疾病之一。

一、结核病的历史

结核病是人类历史上最古老的疾病之一,人类与结核病的斗争史至少有两千多年。早在公元 3 世纪以前,我国古代医学家认识到该病可能是一种极为严重的慢性传染病,因当时治疗办法少,病死率高,以致民间有"十痨九死"的说法。1882年德国科学家罗伯特·科赫(Robert Koch)在一些结核病患者中发现了结核分枝杆菌(以下简称结核杆菌),并且确定结核杆菌是结核病的唯一病因。结核病可以发生在人体的各个部位,90%左右侵犯肺脏,故结核病又常被称为肺结核。

印度是全球肺结核的高发地区。法国与印度科学家组成的联合调查小组发现,肺结核祖系菌株在印度多见。

二、结核杆菌

结核杆菌属于放线菌目分枝杆菌科分枝杆菌属,该菌生长缓慢,人工培养最快要经 2~4 周才能在培养基表面看到菌落生长。抗结核治疗后菌活力衰退,培养需6~8 周甚至 20 周后才出现菌落。结核杆菌涂片染色具有抗酸性,一经染色,用酸性酒精冲洗无法使之脱色,故又称之为抗酸杆菌。

结核杆菌分五个类型,即人型、牛型、鸟型、鼠型和冷血动物型。其中对人致病的主要是人型菌,牛型菌和鸟型菌感染较少见。与其他常见的细菌比较,结核杆菌的生长代谢缓慢,常见的细菌一般 10~30 分钟就能繁殖一代,而结核杆菌则需要12~24 小时才能繁殖一代。另外,结核杆菌的细菌结构比较特殊,在自然环境不利的情况下,结核杆菌具有很强的生存能力。结核杆菌在低温环境中(如 3 ℃)可存活 6～12 个月;对常见的、用于消毒的化学物质,如 0.5%来苏水、5%石灰酸溶液、0.1%过氧乙酸溶液等,痰标本中的结核杆菌可耐受 1 小时以上。但 75%的酒精能够比较迅速地杀灭结核杆菌,同时,良好的通风和充分的阳光照射能够有效清除房间和附着在日用品上的结核杆菌。人体免疫系统不能完全杀灭进入人体内的结核杆菌。一般的细菌一旦进入人体,人体免疫细胞能够迅速予以识别并将其吞噬,但进入人体的一部分结核杆菌,被吞噬后不能被溶解,这时的结核杆菌以一种"休眠"状态寄生在人体组织的细胞中。当人体免疫力下降时,处于"休眠"的结核杆菌就会大量繁殖,从而引起相应组织发病。另外,大多数常用的抗生素不能有效杀灭已造成人体感染的结核杆菌。目前能够对结核杆菌进行有效杀灭或抑制的抗生素种类只有十几种。耐药结核杆菌的不断出现,对结核病的防治造成巨大压力。

三、我国结核病发病特点

(一)结核病感染人数多

目前全国约有 5.5 亿人感染过结核杆菌,在被感染结核杆菌的人群中,部分感染者将可能发生结核病。

(二)患肺结核患者多

全国现有 500 万肺结核患者,其中传染性肺结核患者约 200 万。75%的肺结核患者年龄在 15～50 岁,是劳动力产出的年龄段。结核病病程较长,患者身体损害严重。由于结核病是通过呼吸道传播的,大量的传染性肺结核患者存在于人群中,因此导致新患者不断出现,每年有 80 多万人新患肺结核。

(三)结核病死亡人数多

近年来,随着现代科学技术的发展,新药的开发和联合化疗使结核病的病死率有较大幅度下降,但每年因结核病死亡者仍有数千人。国家卫生健康委员会疾病预防控制局发布的《2018 年全国法定传染病疫情概况》显示,2018 年全国因肺结核死亡 3149 人,死亡数居法定传染病第二位(第一位为艾滋病)。

(四)耐药结核病患者多

结核病患者一般须接受 6 个月的药物治疗才有可能治愈。据调查,结核病患者中因各种原因而中断治疗者近 50%。如果患者得不到规范化的治疗,会导致耐药患者逐年增多。而耐药菌的传播,又产生新的耐药患者,药物治疗费用昂贵且效果不佳,给社会造成极大的危害,给个人和家庭造成沉重的负担。2010 年卫生部公布的《全国结核耐药基线调查报告(2007—2008 年)》显示,我国每年新发耐药结核病患者 12 万,广泛耐药病患者近 1 万。

(五)农村结核病患者多

受条件和卫生行为等影响,贫困地区结核病多发。我国 80% 的结核病患者在农村,边远及贫困地区则更为严重。

(六)传染性肺结核疫情仍居高不下

近 10 年来,全国传染性肺结核患病率无明显改变,尤其是西部 12 个省(直辖市、自治区)传染性肺结核患病率明显高于全国平均水平,疫情呈蔓延趋势。

四、人体可能患结核病的部位

结核病是由结核杆菌感染引起的慢性传染病。结核杆菌可能侵入人体全身各个器官,但 90% 左右侵犯肺脏。其他部位如颈部淋巴结、脑膜、腹膜、肠、皮肤、骨骼也可感染。

所以人体除了毛发、牙齿、指甲不被结核杆菌感染外,许多器官都可能被感染。人最易通过呼吸道感染肺结核,肺以外的结核病统称肺外结核,如骨关节结核、脑膜结核、淋巴结结核、肠结核、肾结核等。

有传染性的主要是痰菌阳性的肺结核患者,死亡人数最多的也是肺结核患者,所以肺结核是结核病的防治重点。

五、结核病流行病学

(一)传染源

结核病的传染源主要是痰液中有结核杆菌的肺结核患者,肺外结核病通常不具有传染性。结核杆菌主要通过患者咳嗽、打喷嚏或大声说话时喷出的飞沫传播。耐多药结核病患者病程较长,大大增加了结核杆菌的传播机会。据世界卫生组织估算,平均每个耐多药结核病患者可传染 15 名健康人。

传染性的大小取决于:①传染性患者病情的严重程度;②排菌量的多少;③咳嗽的频度;④房间的通风情况;⑤与患者接触的密切程度;⑥接触者的抵抗力。

结核病患者要得到规范化的治疗,早发现是关键。80% 的肺结核患者往往早期会出现咳嗽、咳痰、咯血、胸痛及疲乏无力、食欲减退、低热、盗汗、消瘦等表现,不少患者不够重视或误以为是感冒、肺炎等,从而延误治疗。因此,若出现连续咳嗽、咳痰 2 周以上或痰中带血丝,就应进行胸部 X 线片检查及痰涂片检查,尽早诊治。

糖尿病、慢性酒精中毒、硅沉着病、营养不良等慢性疾病患者属于结核病高发人群，应每半年至一年进行一次专业检查。

（二）传播途径

结核病的传播途径就是结核杆菌从人体排出后再侵入其他机体前的全部过程。结核病的传播途径主要有三种。

1. 经呼吸道传播

结核杆菌存在于肺和支气管的结核病灶内，或者在肺、气管的分泌物中。当患者大声讲话、咳嗽、打喷嚏时，就会释放出很多细小的飞沫。1次咳嗽可以释放3500个飞沫，用力打喷嚏时飞沫更多。其中5～10 μm直径的飞沫可在空气中长期飘浮。若易感者吸入了这种带结核杆菌的飞沫，即可被感染。另外，吐痰也是一个重要的传播途径。肺结核患者如果把含结核杆菌的痰吐在地上，痰液干燥后，痰中的结核杆菌与尘埃混合，飞扬在空气中，可以被健康人吸入肺内引起感染。

2. 经食物传播

结核病患者用的餐具、吃剩的食物上都可能污染结核杆菌，如和结核病患者合用餐具或吃患者剩余的食物，有可能通过饮食感染结核杆菌。饮用未经消毒的牛奶或乳制品等也可能感染牛型结核杆菌。沾染患者痰液，如果不认真清洗，也可能经饮食感染。有的女性喜欢用嘴嚼食物喂婴儿，也是容易引起结核病传播的形式。

一般情况下，消化道对结核杆菌有较大的抵抗力，结核杆菌进入胃内很容易被大量胃酸杀死，除非咽下大量结核杆菌，否则不容易感染。消化道结核多数由于饮用未经煮沸的牛奶所引起。

3. 垂直传播

患有结核病的母亲在怀孕期间，其体内的结核杆菌可通过脐带血液而传染给胎儿；胎儿也可因咽下或吸入含有结核杆菌的羊水导致宫内感染结核病。

除上述传播方式外，结核杆菌也可由皮肤或黏膜的伤口直接感染。由于结核杆菌不能穿透皮肤，这种传染方式是比较少见的。另外，结核病是一种人畜共患病，许多动物如猪、猫、狗、牛、羊、猴等均可患结核病，人类和这些动物经常接触，也可被患有结核病的动物所传染，或将自身的结核病传染给所饲养的动物。

以上传播途径是完全可以切断的。结核病患者应做到：在咳嗽、打喷嚏或高声谈笑时不要面对他人，并用毛巾或纸巾捂住嘴；养成良好的卫生习惯，不随地吐痰；自己单用餐具；经常洗晒被褥。健康人要注意与传染期结核病患者相对隔离，避免与结核病患者近距离面对面谈话，不食用结核病患者吃剩的食物，倒完痰罐后要认真用肥皂洗手等。

小链接

为什么说空气传播是结核病最主要的传播方式？

结核病主要是通过空气传播的。只有痰涂片抗酸杆菌阳性的结核病患者才具有传染性，才是结核病的传染源。

人体感染结核杆菌之后，如果得不到正规的治疗或治疗不及时，体内会产生一系列的病变，特别是肺部受到严重的损坏。在肺结核病变中或空洞中，存在大量繁殖的结核杆菌。这些结核杆菌随着被破坏的肺组织和痰液，通过细支气管、支气管、气管排出体外。含有大量结核杆菌的痰液，通过咳嗽、打喷嚏、大声说话等方式经鼻腔和口腔喷出体外，在空气中形成飞沫，较小的飞沫蒸发成为含有病菌的悬浮液（或气溶胶），并长时间悬浮在空气中。

如果空气不流通，含菌的悬浮液就被健康人吸入肺泡，引起感染。其传染性的大小与传染源（患者）的病情严重性、排菌量的多少、咳嗽的频率、患者居住房子的通风情况及接触者的密切程度、抵抗力有关。这就是人们以前常说的咳嗽传播，也是目前结核病最主要的传播方式。

此外，结核病还可通过随地吐痰的形式经尘埃传播，但这是次要的传播方式。因此，预防结核病很重要的一点就是结核病患者要自觉佩戴口罩，以免将病菌传给健康的人群。

（三）易感人群

易感人群主要有：

（1）未受结核杆菌感染与未接种卡介苗者，对结核病没有产生特异性免疫力的人群。

（2）免疫受损与免疫缺陷的人群，如长期使用免疫抑制药治疗、放射治疗的患者，糖尿病、艾滋病病毒感染者和艾滋病患者等。

（3）存在结核易感基因的健康人。

减少结核病易感人群最常用和最有效的方法是新生儿接种卡介苗。

六、影响结核病流行的因素

自然、个体和社会因素都会对结核病流行产生不同程度的影响。

（1）自然因素：气候、地理环境影响结核病流行；人口密集，结核病易于流行。

（2）个体因素：结核感染率随年龄增长而上升，结核病患病、死亡高峰向老年推移；受妊娠、分娩、哺乳等生理因素影响，女性发病率高于男性；硅沉着病、糖尿病、营养不良、严重的烟酒嗜好等增加结核病发病概率。

（3）社会因素：经济状况和居民生活水平高低是影响结核病传播的重要因素。

传染源进入非结核病流行地区或易感者大量进入结核病流行地区均可能引起结核病流行。

七、结核病的分型

结核病分为四个临床类型。

Ⅰ型（原发性肺结核）指原发结核感染引起的临床病症，包括原发复合征及胸内淋巴结结核。此型大多发生于儿童，也可见于边远山区、农村初次进入城市的成人。症状多轻微而短暂，可有微热、咳嗽、食欲缺乏、盗汗、结节性红斑或疱疹性眼结膜炎等，有一部分患者可无症状。X线片可见肺部原发灶淋巴管炎和肺门淋巴结肿大（"哑铃形"影像）。原发渗出性病灶多发于肺上叶下部、下叶上中部，病灶可自行吸收或钙化。

Ⅱ型（血行播散性肺结核）包括急性和亚急性（或慢性）两种类型，多由原发性肺结核发展而来，但成人更多见的是由继发性肺结核或肺外结核病灶溃破到血管而引起，多有高热、寒战、全身不适、消瘦、胃肠功能紊乱等症状。X线片检查血行播散性肺结核显示两肺野（自肺尖到肺底）满布大小相等、分布均匀的小点状阴影，密度相等。亚急性（或慢性）型表现为两肺新老不一、分布不均、大小不等的结节影，以中、上肺野为多见。

Ⅲ型（浸润性肺结核）是继发性肺结核中最常见的类型，主要由内腔性复发而引起，亦可因机体抵抗力下降、外源性重染而发病，还可因机体抵抗力下降、外源性感染而发病。病灶常位于上肺野，有渗出、浸润和（或）不同程度的干酪样病变，可有空洞形成。它包括干酪性肺炎和结核球两种特殊类型。

Ⅳ型（慢性纤维空洞性肺结核）是继发性肺结核的晚期类型，多由各种肺结核发现不及时，治疗不规范、不彻底或迁延病情所致。纤维空洞长期存在，常伴有较广泛的支气管播散性病变及明显的胸膜增厚。肺组织破坏常较明显，伴有纤维组织明显增生而造成患处肺组织收缩和纵隔、肺门的牵拉移位，邻近肺组织常呈代偿性肺气肿，最后可并发肺心病和呼吸衰竭。X线片检查显示广泛纤维性变、厚壁空洞及沿支气管播散病灶。

八、结核病的临床表现

（一）症状

结核病在早期可没有症状和体征，有时候出现轻微症状。肺结核患者在病变进展、范围广泛、炎症反应强烈时常有全身中毒症状和呼吸道症状，主要有全身不适、疲乏、食欲减退、低热、盗汗、妇女月经不调、自主神经功能紊乱等。少数急性发展的肺结核可出现高热等急性发病症状，呼吸道症状主要有咳嗽、咳痰，少数患者有咯血、胸痛等症状。

(1)乏力:患者全身无力,没做体力劳动也感到疲倦,经过休息后也不能恢复,常伴有食欲缺乏、失眠。

(2)低热:大多在午后发热(37.5～38 ℃),有的在体力活动后出现低热。血行播散性肺结核、干酪性肺炎、渗出性胸膜炎患者常发生中热、高热。

(3)盗汗:一般在人入睡后再醒时大汗淋漓,有时可感到衰弱。

(4)咳嗽:这是肺结核最多见的局部症状。早期咳嗽可以很轻,常呈单声咳,也就是我们俗话说的半声咳、无痰干咳,影响工作生活的程度不明显。当病变进展时,咳嗽可以加重。伴支气管内膜结核时,咳嗽可加剧,有时可发生呛咳。对久病不愈的患者,如发生支气管移位,气管因病灶粘连被牵拉,或被周围淋巴结压迫使支气管变形时,可以因通气不畅而发生刺激性咳嗽,导致呼吸困难,这种咳嗽犹如饮食不当而发生的呛咳。

(5)咳痰:起病初期咳痰不明显,或有少量的白色黏液痰,但在病变扩大至肺部有空洞时痰量就会增加。在有其他致病菌感染时,痰量也会增多,且可出现黄色脓痰,还可伴随全身症状出现发热或寒战等现象。

(6)咯血:病变影响到血管壁的通透性或直接损伤血管时,部分患者会出现咯血,咳嗽时痰中有血丝、血块。出现咯血的患者占全部患者的1/3以上。出血量的多少视血管损伤的程度而定。肺部病灶的多少,并不与出血量成正比,出血量主要与是否损伤血管及严重程度有关。

(7)胸痛:这也是肺结核的主要局部症状,但一般必须病变波及胸膜,尤其是波及壁层胸膜时患者才会出现胸痛。不定部位的隐痛,由于神经反射作用所致,在肺呼吸运动时不受影响。固定部位有刺痛,并随呼吸及咳嗽时加重,这说明炎症已刺激到胸膜。有的患者常感觉肩部或上腹部痛,这可能是炎症刺激横膈膜通过神经反射所致。

(8)气短:肺部组织受到广泛而严重的破坏或有广泛的胸膜粘连,出现代偿性的肺气肿,患者可出现气短,尤其在体力活动后加重。

(9)闭经:原因不明的月经不调或闭经。

(10)其他:肺是人体与自然环境进行气体交换的器官,而气体交换主要靠肺中的肺泡来完成。肺结核病变首先从肺泡开始,当病变广泛、大量肺泡被破坏、气体交换受阻时,机体就会发生缺氧和呼吸困难,甚至全身处于缺氧状态,嘴唇发绀(舌尖发紫可先出现)。长期慢性缺氧,会使手指末节指骨呈鼓槌样改变,我们称之为杵状指。由于全身缺氧,机体所有器官组织功能都将会有不同程度的改变,如消化系统缺氧就会发生消化不良、营养不良,脑缺氧就会发生嗜睡甚至昏迷,心脏缺氧就会发生心绞痛等。

(二)体征

早期肺部体征不明显,当病变累及范围较大时,局部叩诊呈浊音,听诊可闻及管状呼吸音,合并感染或合并支气管扩张时,可闻及湿啰音。

病变累及气管、支气管,引起局部狭窄时,听诊可闻及固定、局限性的哮鸣音。病变累及胸膜时,早期于患侧可闻及胸膜摩擦音,随着胸腔积液的增加,患侧胸廓饱满,肋间隙增宽,气管向健侧移位,叩诊呈浊音至实音,听诊呼吸音减弱至消失。

原发性肺结核可伴有浅表淋巴结肿大;血行播散性肺结核可伴肝、脾肿大,眼底脉络膜结节。

九、结核病诊断

(一)诊断原则

(1)以病原学(包括细菌学、分子生物学)检查为主,结合流行病学史、临床表现、胸部影像、相关辅助检查及鉴别诊断等,进行综合分析,做出诊断。

(2)以病原学、病理学结果作为确诊依据。

(3)儿童肺结核的诊断,除痰液病原学检查外,还要重视胃液病原学检查。

(二)诊断标准

按照新修订的《肺结核诊断标准》(WS 288—2017),肺结核分确诊病例、临床诊断病例和疑似病例。

1.确诊病例

确诊病例包括痰涂片阳性肺结核(涂阳肺结核),仅结核杆菌分离培养阳性肺结核(仅培阳肺结核),分子生物学检查阳性肺结核,肺组织病理学检查阳性肺结核,气管、支气管结核和结核性胸膜炎六类。

(1)凡符合下列三项之一者,为涂阳肺结核:

①两份痰标本涂片抗酸杆菌镜检阳性;

②一份痰标本涂片抗酸杆菌镜检阳性,加肺部影像学检查符合活动性肺结核影像学表现;

③一份痰标本涂片抗酸杆菌镜检阳性加一份痰标本结核杆菌培养阳性。

(2)同时符合以下两个条件者,为仅培阳肺结核:

①肺部影像学检查符合活动性肺结核影像学表现;

②至少两份痰标本涂片阴性,且痰标本结核杆菌培养阳性。

(3)同时符合以下两个条件者,为分子生物学检查阳性肺结核:

①肺部影像学检查符合活动性肺结核影像学表现;

②结核杆菌核酸检测阳性。

(4)肺组织病理学检查阳性肺结核:穿刺物涂片、组织活检符合结核病组织病理学改变。

(5)凡符合以下两个条件之一者,为气管、支气管结核:

①进行支气管镜取组织活检符合结核病病理学改变;

②进行支气管镜取分泌物,病原学检查涂阳、培养或分子阳性。

(6)凡符合以下两个条件之一者,为结核性胸膜炎:

①符合结核性胸膜炎影像学表现,以及胸腔积液或胸膜病理学检查符合结核病病理学改变;

②符合结核性胸膜炎影像学表现,以及胸腔积液符合涂阳、培阳或分子检测阳性。

2.临床诊断病例

经鉴别诊断排除其他肺部疾病,同时符合下列条件之一者为临床诊断病例:

(1)符合结核病影像学改变及症状、体征;

(2)符合结核病影像学改变及结核菌素试验中度阳性或强阳性;

(3)符合结核病影像学改变及γ-干扰素释放试验阳性;

(4)符合结核病影像学改变及结核杆菌抗体阳性;

(5)符合结核病影像学改变及肺外组织病理学检查证实为结核病变;

(6)符合气管、支气管结核病影像学改变及进行气管镜检查未有阳性结果提示;

(7)符合结核性胸膜炎影像学表现,胸腔积液为渗出液,腺苷脱氨酶升高,同时具备免疫学任一条件。

(三)结核菌素皮肤试验

1.结核菌素皮肤试验方法

在左前臂掌侧前1/3中央皮内注射5 IU结核菌素纯蛋白衍生物(PPD),以局部出现7～8 mm大小的圆形橘皮样皮丘为宜。

2.查验反应

72小时(48～96小时)检查反应。以皮肤硬结为准。

3.结核菌素皮肤试验的假阴性反应

结核菌素皮肤试验假阴性反应如下。

①变态反应前期:从结核杆菌感染到产生反应约需一个多月,在反应前期,结核菌素试验无反应。

②免疫系统受干扰:急性传染病,如百日咳、麻疹、白喉等,可使原有反应暂时受到抑制,呈阴性反应。

③免疫功能低下:重症结核病、肿瘤、结节病、艾滋病等结核菌素皮内试验反应可降低或无反应,但随着病情好转,结核菌素试验可又呈阳性反应。

④结核菌素试剂失效或试验方法错误,也可出现结核菌素试验阴性。

4.结核感染判断标准

判断结核感染标准(见表 1-1)如下:

①一般情况下,在没有卡介苗接种和非结核杆菌干扰时,结核菌素皮内试验反应硬结直径≥5 mm 应视为结核菌感染标准;

②在卡介苗接种地区和(或)非结核杆菌感染流行地区,结核菌素皮内试验反应硬结直径≥10 mm 为结核感染标准;

③在卡介苗接种地区和(或)非结核杆菌流行地区,对人类免疫缺陷病毒(HIV)阳性、接受免疫抑制剂>1 个月,结核菌素皮内试验反应硬结直径≥5 mm 为结核感染标准;

④结核菌素皮内试验反应硬结直径≥15 mm 或存在水疱、坏死、淋巴管炎等为结核感染强反应。

表 1-1 结核菌素试验的阳性标准

前臂局部红肿硬块直径	反应
<5 mm	阴性
5~10 mm	阳性
11~15 mm	阳性
>15 mm	强阳性
局部发生水疱或坏死	强阳性

(四)结核杆菌细菌学检查

查痰是诊断肺结核、发现传染源最准确的方法。一旦痰内发现结核杆菌,肺结核的诊断便可确定。在治疗过程中,定期查痰可以考核和评价治疗效果。痰菌阳性患者疗程结束后,连续三次查痰阴性为肺结核治愈。

应掌握正确的留痰方法,否则会影响查痰结果。正确的留痰方法:在留痰之前先用清水漱口数次,以清除口腔内的食物残渣及部分杂菌。留取的痰液应是用力咳嗽后自气管内咳出的痰,盛于痰盒内送检,避免将唾液或鼻涕吐入痰盒。清晨第一次咳出的痰液检查效果最好。

(五)肺结核影像学检查

1.原发性肺结核

原发性肺结核主要表现为肺内原发病灶及胸内淋巴结肿大,或单纯胸内淋巴结肿大。

2.血行播散性肺结核

急性血行播散性肺结核表现为两肺均匀分布的大小、密度一致的粟粒阴影；亚急性或慢性血行播散性肺结核表现为弥漫病灶，多分布于两肺的上、中部，大小不一，密度不等，可有融合。

3.继发性肺结核

继发性肺结核胸部影像表现多样。轻者主要表现为斑片、结节及索条影，或表现为结核瘤或孤立空洞；重者可表现为大叶性浸润、干酪性肺炎、多发空洞形成和支气管播散等。

4.气管、支气管结核

气管及支气管结核主要表现为气管或支气管壁不规则增厚、管腔狭窄或阻塞，狭窄支气管远端肺组织可出现继发性肺不张或实变、支气管扩张及其他部位支气管播散病灶等。

5.结核性胸膜炎

结核性胸膜炎分为干性胸膜炎和渗出性胸膜炎。干性胸膜炎为胸膜的早期炎性反应，通常无明显的影像表现；渗出性胸膜炎主要表现为胸腔积液，且胸腔积液可表现为少量或中大量的游离积液，或存在于胸腔任何部位的局限积液，吸收缓慢者常合并胸膜增厚粘连。

(六)临床病理学诊断

临床病理学诊断有穿刺物涂片检查和活检组织病理学诊断两种。还可采用现代分子生物学检测手段，如聚合酶链反应（PCR法）、原位杂交和基因测序等作为辅助诊断。

十、结核病患者的治疗

(一)治疗原则

1978年全国结核病防治会议制订的结核病治疗原则为早期、联用、适量、规律、全程，至今仍在沿用。采取以下用药原则，有助于达到高治愈率、低复发率和低失败率。

（1）早期：肺结核早期，肺泡内有炎症细胞浸润和渗出。病灶内血液供应好，有利于药物的渗透、分布。同时，巨噬细胞活跃，可吞噬大量结核杆菌，利于促进组织的修复和有效地杀灭结核杆菌。

（2）联用：利用多种抗结核药物交叉菌作用，提高灭菌、杀菌能力，防止产生耐药性。

（3）适量：过量使用抗结核药物会增加毒性反应的发生频率，用量不足又易诱发耐药性的产生。为此，在治疗过程中必须根据患者的年龄、体重，参照抗结核药物的剂量表,给予适当的治疗药量。

(4)规律:按照化疗方案,规律用药可保持相对稳定的血药浓度,以达到杀菌的作用。不规律用药,时服时断,导致血药浓度高低不一,在低浓度下达不到杀菌和抑菌的作用,反而会诱发细菌的耐药性。为此必须提醒患者按时规律地服药。

(5)全程:指肺结核患者从确诊治疗到临床治愈的过程,一般新发患者为6~8个月。疗程短,患者依从性高,容易做到规律化疗,提高治愈率。未完成规定疗程会增加治疗的失败率、复发率和耐药率,所以必须提醒患者坚持完成全程治疗。

(二)治疗方案

患者以不住院治疗为主,有以下情况建议住院治疗:病情较重,具有严重合并症及并发症;治疗期间出现严重药品不良反应;需进一步鉴别诊断以排除其他疾病。合理的化疗方案、规范使用抗结核药品是治愈结核病的关键。结核病的治疗一般分为两个阶段。

①强化期阶段:用强有力的药物联合治疗,目的在于迅速消灭生长分裂活跃的细菌,一般为2~3个月,是化疗的关键阶段。

②继续期阶段:目的在于消灭生长缓慢及细胞内存活的结核杆菌,巩固治疗效果,防止复发,一般为4~6个月。

结核病的总疗程为6~9个月。常用药物及使用方法见表1-2。

表1-2 常用的抗结核药及其使用方法

药物	使用方法
异烟肼(H)	每日10~15 mg/kg,口服,每日最大剂量300 mg
利福平(R)	每日10~20 mg/kg,口服,每日最大剂量600 mg
乙胺丁醇(E)	每日15~25 mg/kg,口服,每日最大剂量1000 mg
吡嗪酰胺(Z)	每日30~40 mg/kg,分2~3次服用,每日最大剂量1500 mg
链霉素(S)	每日20~30 mg/kg,肌内注射,每日最大剂量0.75 g

注:无自主表达能力者不服用乙胺丁醇。

住院患者符合以下条件可考虑出院:临床症状好转,病情稳定;抗结核治疗方案确定,患者可耐受。患者出院后要及时转诊到属地的结核病防治机构(结核病定点医院)进行后续的抗结核治疗,保证患者完成规定的全疗程治疗。

(三)耐药、耐多药结核病的治疗

结核杆菌耐药是指结核病患者感染的结核杆菌被体外实验证实对一种或多种抗结核药物耐药的现象。结核病患者耐药一般分为单耐药、多耐药、耐多药、广泛耐药四类,也可分为原发耐药和继发耐药。

1.形成耐多药结核病的原因

患者或医生对结核病的认识和治疗重视不够,使抗结核治疗不规律,方案不合理、间断服药,未按规定完成化疗疗程。

抗结核药物不良反应大,如严重的肝、肾损害,过敏反应,胃肠道反应等,会影响抗结核药物的使用。

发现结核病患者不及时或诊断延误,使得患者病情加重,增加了治疗的难度和耐多药结核病病例。

少数患者感染的即为耐药结核菌,增加了结核病的治疗难度,这也是耐多药结核病增加的原因。

工作负荷重、居住环境差、经济收入少、有病不能及时就诊、治疗不规范、缺乏有效的结核病控制和管理措施,是产生耐多药结核病的重要原因。

艾滋病患者合并结核病后,多为耐多药结核病,使治疗难度加大,病死率增加。

2.耐多药结核病的危害

耐多药结核病(MDR-TB)和广泛耐药结核病(XDR-TB)是诸多因素造成的。其发展之快、影响之大早已超出疾病本身的范畴,对人类健康构成了极大威胁。因此,结核病必须做到"有病必治,治必彻底"。

3.耐多药肺结核患者的管理

耐多药肺结核不同于一般的肺结核,疗程达 18～24 个月,甚至更长。治疗难度大,一旦治疗失败,将会引起更大的公共卫生问题。为保证患者在治疗过程中坚持规律用药,完成规定的疗程,必须对治疗中的患者采取有效的管理措施。

所有耐多药肺结核患者均采取全程督导化疗,即在治疗全过程中,患者每次用药均在接受专门培训的医护人员直接面视下进行。耐多药肺结核必须采用二线抗结核药物,不能采用短程化疗和间歇化疗。不推荐耐多药肺结核患者采用家庭督导服务方式。对耐多药肺结核患者采取住院与不住院治疗相结合的方式进行治疗管理。通过有关措施,加强对耐药肺结核患者的管理,防止耐药结核菌的传播。

十一、结核病预防

(一)及早发现和治愈传染源

1 名结核病患者平均可传染 15 名健康人。传染主要发生在未被发现的治疗之前,因为传染源在未发现前没有采取任何预防手段,与家庭成员、同事、同学等接触密切,造成接触者容易被结核杆菌感染。所以首先应该尽早发现隐藏在人群中的传染源,并予以彻底治疗,从而缩短传染源的传染期,减少感染机会。早发现才能早治疗,而且可选择的药物多,治疗费用低,药物的不良反应小,安全性大,患者容易耐受,治疗可顺利进行,治愈的可能性大。肺结核患者常有慢性咳嗽、咳痰和咯血症状,有的患者尚有发热、胸痛、盗汗、乏力等症状,因此,凡有咳嗽、咳痰2~3周或有相关症状者应及时就诊检查。如果被确诊为肺结核,要正规治疗,完成规定疗程。

(二)切断传染途径

结核杆菌主要通过呼吸道传播,故应禁止随地吐痰。对检测结核杆菌为阳性的患者,其痰盒等日用品以及周围的物品要加以消毒和适当处理,室内可用紫外线照射消毒,每日1次或隔日1次,每次2小时。患者用过的餐具应煮沸消毒10~15分钟,被褥在烈日下暴晒4~6小时,痰盒、便器可用5%~10%煤酚皂溶液(来苏水)浸泡2小时。

(三)接种卡介苗

卡介苗是一种无致病力的活菌苗,接种于人体后可使未受结核杆菌感染者获得对结核病的特异性免疫力,保护率约为80%。因其效果可维持5~10年,故隔数年后对结核菌素试验转阴者还要复种。接种对象是未被结核杆菌感染、结核菌素试验阴性者,年龄越小越好,一般在出生后3个月内注射,主要为新生儿、婴幼儿以及漏种的中小学生和新进入城市的少数民族地区人员。结核菌素试验阴性者进行接种,接种方法有皮内注射和皮上划痕两种,以皮内注射为佳。卡介苗接种效果肯定,但接种卡介苗所产生的免疫力也是相对的,应重视与其他预防措施相结合。

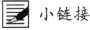 小链接

"世界防治结核病日"及意义

1882年3月24日是世界著名的德国科学家罗伯特·科赫在柏林宣读发现结核杆菌的日子。当时结核病正在欧洲和美洲猖獗流行,由于科赫发现了结核杆菌,为以后结核病研究和控制工作提供了重要的科学基础,为可能消除结核病带来了希望。尽管20世纪50年代有效的抗结核药物已问世,但世界上大多数人都不能得到有效的治疗。因此,从1882年科赫发现了结核杆菌以来至少有2亿人被结核病夺去了生命。在1982年纪念科赫发现结核杆菌100周年时,世界卫生组织和国际防痨和肺病联合会共同倡议将3月24日作为"世界防治结核病日",以提醒公众加深对结核病的认识。世界卫生组织于1993年在英国伦敦召开的第46届世界卫生大会通过了《全球结核病紧急状态宣言》,并积极宣传防治此病的重要性。

设立"世界防治结核病日"主要的目的是加强政府的承诺,动员公众支持在全球范围的结核病控制工作。我国各级政府、疾病控制中心、防痨协会充分利用"世界防治结核病日"的机会广泛发动群众,积极开展多种形式的结核病宣传教育活动,收获很大。

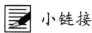

小链接

控制结核病的策略(DOTS策略)

(1)明确控制结核病是各级政府的责任,政府的人力与经费投入应满足现代结核病控制工作的需要。

(2)利用痰涂片显微镜检查以发现更多的传染性肺结核患者。

(3)对所有被确诊的传染性肺结核患者,每次服药都要在医务人员的直视下服用,并进行记录,以保证患者的正规治疗。

(4)建立持续的免费抗结核药物供应系统。国家对抗结核药物的生产、供应实行有效管理,以保证药品质量并满足患者治疗的需要。

(5)建立结核病的登记、报告和评价的监控系统,及时地掌握全国的结核病信息,以不断指导和改进工作。

小链接

如何浅显易懂地宣传DOTS策略

世界卫生组织推荐的一幅DOTS策略宣传画,对DOTS策略进行了巧妙浅显的解释。DOTS策略宣传画为一手指伸开的手,手心标有"dotsTB","dots"倒过来为"stop",巧妙地标明了DOTS策略的目标为"stopTB"(阻止结核病的流行)。伸开的5个手指分别为:①拇指(五指之首)——政府承诺,是DOTS策略的首要含义。没有政府的承诺,规划的制订、经费的落实,阻止结核病流行的各项工作就无从开展。②食指(指明方向)——痰菌检查,是发现传染性结核病患者的黄金指标。痰菌检查是结核病控制工作的方向盘。如果没有开展痰菌检查或没有高质量的痰菌检查手段,就不能区分传染性与非传染性患者,防治重点及治疗方案就会选错方向。因此,痰菌检查用食指表示意味着痰菌检查为阻止结核病的流行指明方向。③中指(中心地位)——医务人员直接观察下的短程化疗,它是DOTS战略的核心,因此放在了中指,以示其在五指中的核心地位。④无名指(紧靠核心)紧挨着DOTS策略的核心,与痰菌检查相平衡的技术保障是必须有高质量的、定期不间断的药品供应系统。"兵马未动,粮草先行",药品的供应在DOTS策略的实施中起着重要的作用。⑤小指(小心谨慎)——建立和维持一个结核病控制规划的监测系统,做好相关数据的统计工作。用小指表示并非其次要,而是要求监测统计工作者必须小心谨慎、认认真真地统计好每一个数据。需要指出的是,一只手少了哪一个手指都不能算是完整的手;同样,以县(区)为单位,DOTS策略的五要素少了哪一要素,都不能算是完整地实施了DOTS战略。

第二章　学校结核病防控

学校结核病防控工作遵照属地化管理、职责分明、联防联控、预防为主的工作原则。在地方政府的领导下，卫生、教育等部门密切配合，共同监督和指导辖区内医疗卫生机构和学校做好结核病防控工作。做好学校结核病防控工作的管理，需要建立学校结核病防控工作机制，明确各相关部门的职责，形成各司其职、各负其责的学校结核病防控工作格局。

一、学校结核病流行的风险

学生是一个特殊群体，是结核病的高危人群。学校是一个来自不同环境的学生组成的集合体。人口高度集中、密度大、住房拥挤、通风条件差、相互接触密切，均增加了结核病暴露、感染、发病的危险，客观上具备结核病流行的条件（环境因素）。

1.机体因素

学生学习任务繁重，加之学生正处于青春期结核病的高发年龄段，免疫功能不稳定，这些都是学生结核病多发的因素。

2.认识因素

学生因为缺乏结核病防治知识，所以不能及时就诊而延误诊治时间，造成病情由轻变重，由不排菌者变为传染源。

3.心理因素

有的学生对结核病存在恐惧心理，患病后害怕同学和老师知道，更怕因此退学而耽误学业，故隐瞒病情，继续上课，使其同学增加了感染的机会，这样极易造成结核病在学生中的传播和流行。

二、学校结核病防控工作机制

(一)加强组织领导

各级教育、卫生行政部门应联合成立学校卫生防病工作领导小组，定期召开学校卫生防病工作联席会议，专题研究解决学校结核病防控存在的问题，制订符合本地区实际情况的学校结核病防控对策、措施；定期开展学校卫生防病工作专题督导检查工作，督促辖区内学校落实各项卫生防病，特别是结核病防控的措施；负责领导、指挥、协调、部署学校传染病疫情（包括结核病突发疫情）的各项应急处置工作。

该领导小组下设办公室,设置在教育行政部门,具体负责组织管理、协调联络、信息搜集,以及突发疫情处置过程中的应急管理和后勤保障等工作。

(二)明确职责分工

学校应成立传染病防控工作领导小组,明确校长为传染病防控第一责任人,建立学校一把手负总责、分管校长具体抓的防控工作责任制;建立校长、校医(保健教师)、班主任(辅导员)三级传染病防控责任体系,将责任分解到部门,落实到人。

(三)建立学生健康体检制度

新生入学体检及在校生、教职员工的常规健康检查工作每年应进行一次,将结核病检查列入健康检查的主要内容,做到对结核病早发现、早控制。

(四)建立健全学校结核病防控工作制度

各学校要根据本校的特点制订结核病防控工作管理制度、工作制度、工作职责和责任追究制度以及应对突发疫情应急预案制度,以有效应对学校结核病和突发疫情。

(五)建立、健全传染病疫情监测、发现及报告相关工作制度及工作流程

明确疫情报告人,并在学校卫生防病工作领导小组的领导下,具体负责本单位传染病疫情和疑似传染病疫情报告工作;负责指导全校(托幼机构)学生的晨检、因病缺勤登记、汇总、分析工作。

(六)落实班主任(辅导员)在学校传染病防控工作中的责任

明确班主任(辅导员)是学校晨检、学生因病缺勤登记、追踪的第一责任人,负责学生晨检工作和因病缺勤学生追踪调查工作。

(七)积极开展爱国卫生运动

保持校园环境卫生,定期清扫保洁,消除卫生死角;对教室、宿舍、食堂、图书馆等人群密集场所定期进行开窗通风;倡导校园文明,不随地吐痰、乱丢废物。

(八)积极开展卫生宣教

广泛开展预防结核病等呼吸道传染病的健康教育,举办知识讲座,开展结核病防控知识的健康教育课,发放有关结核病和其他传染病防控知识宣传资料,普及结核病防控知识。

三、教育部门的职责

(一)教育行政部门

(1)重视学校结核病防控工作,加强对学校结核病防控工作的组织领导,配合卫生行政部门制订符合本地区实际的学校结核病防控对策和措施。

(2)将学校卫生防病工作纳入对学校的年度目标责任制考核内容中,会同卫生行政部门定期督导检查学校结核病防控措施的落实情况,督促学校落实结核病疫情报告制度。

(3)配合卫生行政部门监测辖区内学校结核病发病情况,适时发布健康提示。

(4)协助卫生行政部门做好学校结核病暴发疫情的调查处置等工作。

(二)各级各类学校

(1)根据教育行政部门的部署,在卫生行政部门指导下,将结核病防控工作纳入学校工作计划。

(2)建立一把手负总责、分管校长具体抓的防控工作责任制,并将责任分解到部门,落实到人。

(3)明确结核病疫情报告人。

(4)配合卫生行政部门对校医等有关人员进行结核病防控知识培训。

(5)开展结核病防控的健康教育。

(6)配合卫生行政部门做好结核病暴发疫情调查处置等工作。

(三)中小学校卫生保健所

(1)协助当地教育行政部门制订本地区实际的学校结核病防控对策、措施。

(2)配合疾病预防控制机构开展和指导中小学生传染病、常见病及其他疾病的防控工作。

(3)配合疾病预防控制机构开展学校结核病疫情监测和突发疫情现场流行病学调查、应急处置工作。

(四)学校卫生机构

学校卫生机构包括校医院、卫生室、卫生保健室等,应在学校卫生防病工作小组的领导下履行以下职责:

(1)做好学校师生肺结核患者发现、登记、报告、转诊和疫情监测,对肺结核患者和预防性服药者进行督导治疗管理。

(2)对应追踪的肺结核或疑似肺结核患者采取有效方式进行追踪。

（3）积极开展学校结核病防控知识的卫生宣教和健康促进工作。

（4）对接触结核病患者的人群，在结核病防治专业机构指导下进行结核病筛查。

（五）学校其他有关部门

学校卫生防病工作领导小组负责本校（院、园）结核病和其他传染病防控工作计划的制订，定期召开卫生防病工作会议，协调和督促各部门落实传染病防控工作。宣传部、团委等部门配合学校卫生机构开展传染病防控知识宣传。教务部门将包括结核病防控在内的健康教育知识纳入教学计划，并组织实施。学工部（学生处）配合学校卫生机构加强对班主任（辅导员）的管理，督促班主任（辅导员）积极参加学校卫生机构对班主任（辅导员）开展的传染病防控知识的培训，以及对他们开展学生晨检、因病缺勤登记追踪工作情况的指导和检查，确保学生晨检和因病缺勤追踪制度落到实处。

四、如何有效预防学生结核病的发生

（1）普及结核病的防治知识。在学校让学生认识结核病，了解结核病，提高结核病的知晓率，从而促进不良行为的改善。

（2）发现结核病要及早治疗。结核病的常见症状主要有咳嗽、咳痰，部分还会出现咯血以及胸痛、盗汗和乏力或持续感冒 2 周以上。出现这些症状时要及时与学校、家长联系，及时就医，以便早诊断、早治疗，避免病菌在学生间传染。

（3）要养成良好的生活习惯。学生身体还在发育，学习压力大，经常熬夜或饮食不规律。长期的营养不良或不好的生活习惯会使机体免疫力下降，为结核病的发生创造了条件。

（4）要养成良好的卫生习惯。师生要培养良好的卫生习惯，不要随地吐痰，咳嗽、打喷嚏或大声说笑时应用纸巾捂住口鼻，避免结核杆菌通过飞沫传给其他人。

（5）保持良好的通风条件。要保持教室及宿舍空气的流通。少到空气密闭、流动性差的地方去，如网吧。

（6）坚持体育锻炼，增强体质。

第三章　学校结核病防控常规措施

学校结核病防控常规措施是预防学校结核病疫情发生的重要措施。经常开展学校结核病防控的卫生宣教，可以提高师生对结核病的认知；常规健康体检、晨检和因病缺勤追踪能早期发现肺结核可疑症状者和患者；开展学校结核病疫情监测，能及时发现学校结核病聚集性疫情隐患；做好校园公共场所和校舍的卫生通风，可以有效控制结核病的播散。

一、健康教育

（一）目的

提高学校师生对结核病防控知识的认知水平，促进师生维护校园环境、改变不良习惯、保持健康行为，主动监测和早期发现、治疗肺结核，达到预防和控制结核病在学校传播的目的。

（二）方式

结核病健康教育的方式多种多样。大学、中学和小学等不同学校、不同年龄的学生对结核病防控知识的需求不一，故其健康教育的形式会因其需求不同而选择不同的活动方式。主要的方式有以下几种。

1.入学教育和健康教育课

在初中、高中和大学新生入学教育中，应以班或以年级为单位集中进行入学结核病防控知识宣传，或为每位入学新生发放一份结核病防控宣传单，利用校园内传统媒体或新媒介宣传，或开设传染病防控知识的健康教育课。宣传的内容包括学校结核病防控的核心知识及其他有利于结核病防控和促进学生身心健康的科普知识。

2.举办校园活动

举办各种校园活动，如师生大会讲话、致家长的一封信、校园广播、手抄报、黑板报、"防控结核病"主题班会及专题讲座、防控结核病知识竞赛、防控结核病征文比赛等，在学生中广泛开展健康教育活动。

3.利用平面宣传资料开展宣教

通过发放宣传册、宣传单、宣传画，制作宣传展板、黑板报、宣传栏等方式，在学生中开展健康教育活动。

4.通过播放音像制品开展宣教

播放结核病防控知识的动画片、公益广告等。

二、结核病患者的主动发现

早期发现肺结核患者是防止肺结核在学校传播蔓延的重要措施。常规体检是早期主动发现肺结核患者的重要手段;同时,通过晨检、因病缺勤追踪和密切接触者筛查也可以早期主动发现结核病患者。通过早期发现、早期隔离、早期治疗,有效预防结核病在校园内的传播。

(一)常规体检

根据国家卫生健康委员会、教育部的有关规定,学校应将结核病检查作为新生入学体检、毕业生体检和教职工每年常规体检的必查项目。体检应由学校所在地卫生行政部门指定的具有结核病检查、诊断能力的医疗机构或学校预防保健机构承担,体检中要严把胸部 X 线片诊断质量关,体检结果要纳入学生和教职员工的健康档案。对体检中发现的肺结核和疑似肺结核患者应及时进行疫情报告,并将患者转诊到属地结核病防治机构(或定点医院)进行进一步诊断和治疗。常规体检中,尤其要高度重视发生自然灾害(如地震、洪灾)后,受灾地区的学校学生迁往未受火地区,或学校学生从高疫情地区迁入低疫情地区的学生体检工作和质量,早期发现传染源,减少疫情传播的风险。

1.结核病检查内容及方法

(1)幼儿园、小学、初中新生入学体检应包括肺结核可疑症状调查、结核病密切接触史调查。对有结核病密切接触史者进行结核菌素皮内试验,对结核菌素皮内试验反应硬结平均直径≥15 mm 或有水疱,或具有可疑症状者进行胸部 X 线片检查。对 X 线片检查异常,高度怀疑肺结核者及有可疑症状者进行三次痰涂片检查,对痰涂片检查阳性者进行痰培养和抗结核药物敏感性试验。

(2)高中和大学新生入学体检、毕业生体检和教职员工体检应包括肺结核可疑症状调查和胸部 X 线片检查。有肺结核可疑症状者或者胸部 X 线片检查异常者进行三次痰涂片检查,有条件的地区可同时进行痰培养和培养阳性者的抗结核药物敏感性试验。

2.体检后的处理

(1)对体检发现的肺结核和疑似肺结核患者,学校应当及时告知学生或家长体检中发现的异常结果。由实施体检的医疗卫生机构进行传染病疫情报告,并将患者转诊到属地结核病防治机构(或定点医院)进行进一步检查诊治。对于确诊的肺结核患者,应根据肺结核患者的治疗管理有关规定进行处理。

(2)对于体检发现的单纯结核菌素皮内试验反应≥15 mm 者,应加强健康教育,鼓励学生在自愿、知情同意的原则下开展预防性服药治疗。对预防性服药患者服药期间要加强服药的督导治疗管理,保证预防性服药的规范治疗和完成规定的疗程,降低发病风险,实现学校结核病控制工作的关口前移。

(3)对于体检未发现异常者,要将体检结果纳入学生和教职员工的健康档案,同时加强学生健康状况的随访医学观察。

(二)晨检和因病缺勤追踪

晨检和因病缺勤追踪是学校结核病防控工作中早期发现患者的关键,也是避免学校结核病聚集性疫情发生和蔓延的最有效措施。通过晨检和因病缺勤追踪(见附录1),学校可以及时发现结核病患者;通过对结核病患者尤其是对传染性肺结核患者的隔离和治疗管理,可以及时阻断结核病在校园内的传播。

1.晨检

学校要指定人员负责晨检工作。要建立健全学校肺结核可疑症状监测网络,由班主任(辅导员)或班干部担任班级监测员。

(1)学校医务室(卫生室)要组织对监测员的培训,由监测员负责每天到校学生的晨检;了解到校的每名学生是否具有咳嗽、咳痰、发热、盗汗等肺结核可疑症状,发现有上述症状者及时督促学生就医诊治。

(2)发现肺结核可疑症状者(咳嗽、咳痰、咯血或痰中带血丝),监测员及时登记。对于幼儿园、小学和中学的肺结核可疑症状者,还应同时通知学生家长。

(3)对发现的肺结核可疑症状者,及时上报学校医务室(卫生室),由学校医务室(卫生室)及时登记,并将患者转诊到属地结核病防治机构(或定点医院)进行进一步诊治。

(4)对已转诊的学生,学校医务室要密切追踪转诊后的学生情况以及结核病防治机构(或定点医院)的最后诊断结果。

2.因病缺勤追踪

班主任(辅导员)应当关注本班学生每天的出勤情况。对因病缺勤的学生,应详细了解学生的患病种类、可能的病因、在何处治疗等。如怀疑为肺结核,应及时报告给学校医务室(卫生室),并由学校医务室(卫生室)及时登记,并组织开展对患病学生的追踪,了解其诊断和治疗情况。

(三)密切接触者筛查

密切接触者是指与活动性肺结核患者,尤其是痰涂片阳性肺结核患者长时间在同一房间(教室或宿舍)或同一楼层学习(工作)、居住、生活的接触者,包括患者的同学(室友)、教师、家庭成员等,以及根据实际情况判断的其他密切接触者。

1.筛查范围

如果同班、同宿舍发现了1例活动性肺结核患者,要对与该病例同班或同宿舍的同学进行筛查;如果在同班、同宿舍同学筛查中新发现了1例及以上肺结核患者,需将密切接触者筛查范围扩大至与患者同一教学楼楼层(或宿舍楼楼层)的学生。同时,也要对与肺结核患者密切接触的家庭成员进行筛查。

2.对活动性肺结核患者的所有密切接触者采取的检查措施

(1)肺结核可疑症状调查:询问是否有肺结核可疑症状。

(2)结核菌素试验:所有的密切接触者均进行结核菌素检查,同时应询问卡介苗接种史,检查卡痕并记录有或无。

(3)胸部X线片检查:15岁及以下学生结核菌素皮内试验反应硬结平均直径≥15 mm或有水疱等反应者,以及有肺结核可疑症状者均进行胸部X线片检查;15岁以上密切接触者均进行胸部X线片检查。

(4)痰菌实验室检查:结核菌素皮内试验反应硬结平均直径≥15 mm,或有水疱,或有肺结核可疑症状者(咳嗽、咳痰≥2周,咯血或有血痰者,乏力、食欲不振等),或胸部X线片异常怀疑结核病者,收集三份痰标本进行涂片检查,有条件的应做痰结核杆菌培养,培养阳性者进行菌种鉴定和药物敏感性试验。要注意保留培养阳性的结核杆菌分离菌株,以备复查和开展分子流行病学的溯源调查。

3.筛查后的处理

(1)对密切接触者筛查中发现的肺结核患者和筛查发现的疑似肺结核患者转到属地的结核病防治机构(或定点医院)进一步确诊,并对确诊患者进行治疗(其中涂片阳性肺结核患者和咳嗽、咳痰症状明显的涂片阴性患者实行隔离治疗),建立患者的病案记录,按照《中国结核病防治规划实施工作指南》中确定的化疗方案和疗程对患者进行规范化治疗和督导管理。

(2)单纯结核菌素皮内试验反应直径≥15 mm或有水疱者,胸部X线片检查正常的密切接触者,或者HIV感染者结核菌素皮内试验反应直径≥5 mm,或服用免疫抑制剂超过1个月者结核菌素皮内试验反应直径≥5 mm,在征求其知情同意和自愿的基础上开展预防性服药。

(3)对于结核菌素皮内试验反应直径<15 mm,与涂片阳性患者同一班或同一宿舍接触时间超过3个月的15岁以上的学生,应在本次检查后3个月再进行一次胸部X线片检查,以早期发现肺结核患者。

(4)对未进行预防性服药的其他密切接触者,应加强卫生宣教和随访医学观察。医学观察期间一旦出现肺结核的可疑症状,应及时到结核病防治机构(或定点医院)就诊检查。一般医学观察期限为2年,建议在第6个月、1年、2年到结核病防治机构(或定点医院)进行结核病相关检查。

(四)结核感染者预防性治疗

1.治疗对象

预防性化学治疗的主要对象是发生结核病的高风险者。对符合预防性治疗条件者,在征求其知情同意和自愿的基础上开展预防性服药。

具体包括以下对象:

(1)与涂片阳性肺结核患者有密切接触的幼儿园儿童。

(2)幼儿园的儿童和大学、中学、小学学生结核菌素皮内试验反应≥15 mm 或有水疱者。

(3)结核菌素试验新近由阴性转为阳性或 2 年内结核菌素皮内试验反应增加≥10 mm 者。

(4)结核菌素试验阳性的 HIV 感染者及艾滋病患者。

(5)结核菌素试验阳性,使用糖皮质激素或其他免疫抑制剂超过 1 个月者。

2.推荐用药方案

(1)单用异烟肼。剂量为每日每千克体重 10～15 mg,顿服,每日不超过 300 mg。疗程为 6 个月。此方案不良反应相对较小,但疗程长,在服药过程中需加强治疗管理。异烟肼耐药率高的地区不推荐此方案。

(2)异烟肼和利福平。异烟肼的剂量同前。利福平剂量为每日每千克体重 10～20 mg,顿服,每日不超过 600 mg。疗程为 3 个月。此方案不良反应稍多,但疗程短,患者依从性相对较高。

(3)异烟肼和利福喷汀。异烟肼的剂量及服用方法同前。利福喷汀每周 2 次,剂量为 450～600 mg,顿服,每次不超过 600 mg。疗程为 3 个月。此方案不良反应较少,疗程短。15 岁以下儿童尚无剂量规定和经验。

3.预防性服药注意事项

(1)在知情同意和自愿的基础上开展预防性服药,医生应根据患者情况选择适宜方案。

(2)进行预防性服药治疗前,必须排除活动性肺结核。

(3)无预防性服药禁忌证,如药物过敏、精神疾患、肝肾功能损害等。

(4)服药期间应对患者的服药情况进行详细记录,并有监管措施,由校医、家庭成员等监督服药,保证规律用药,完成规定的疗程。

(5)预防性服药期间密切监测肝、肾功能,出现药物不良反应及时进行处理。

(6)进行有关预防性治疗的意义、方法和注意事项等内容的健康教育。

（五）肺结核患者的报告与转诊

1.校医院推荐肺结核可疑症状者就医

校医院对常规健康体检、晨检和因病缺勤追踪中发现的肺结核可疑症状者,要及时推荐到属地的结核病防治机构(或定点医院)就诊检查。

（1）可疑者推介:指由基层医疗机构医务人员,凭"肺结核可疑症状者/疑似患者推介单"(见表3-1)将肺结核可疑症状者或疑似患者推介到县(区)定点医院结核门诊。

表3-1　肺结核可疑症状者/疑似患者推介单

姓名		性别		年龄	
现住址				电话	
推介原因	（1）有肺结核可疑症状/疑似患者				□
	（2）有呼吸道感染症状,经使用_____抗生素抗炎____天,效果不明显				□
	（3）老年人健康体检结核筛查				□
	（4）已知肺结核患者未纳入管理				□
定点医院			结核门诊电话		
推介单位		推介医生		推介日期	

填写说明:

1.本推介单用于基层医疗机构医生推介肺结核可疑者或疑似患者,一式三联。推荐医生留存一联,患者带至定点医院结核门诊一联,基层医院公卫科留存一联。

2.推介原因:(1)有肺结核可疑症状,包括因症就诊可疑者和菌阳密切接触者问诊筛查;(2)对因症就诊的可疑者进行抗生素治疗后甄别的肺结核可疑者,选择第2项;(3)老年人体检发现的可疑者或疑似患者;(4)患者告知或村医已知但未到本县(区)定点医院登记管理的患者。

（2）推介对象包括:

①到基层医疗机构就诊的可疑症状者或疑似患者;

②老年人体检结核病筛查发现的可疑症状者或疑似患者;

③已管理患者的家庭密切接触者中的可疑症状者或疑似患者;

④已知但未曾在定点医院登记过的确诊患者或疑似患者;

⑤糖尿病患者体检中发现的肺结核可疑症状者或疑似患者;

⑥已管理的HIV感染者/艾滋病患者的肺结核可疑症状者。

咳嗽、咳痰≥2周,咯血或血痰是肺结核的主要症状,有以上症状之一者即为肺结核可疑症状者。胸闷、胸痛、低热、盗汗、乏力、食欲减退和体重减轻等为肺结核患者的其他常见症状。

注：一般人体在感染结核杆菌后，可能出现前述的各种症状，但这些症状并非肺结核所特有。尽管如此，作为筛选患者的指征，这些在确诊肺结核方面还是相当有指导意义的。大量研究分析证明：80％以上的肺结核患者出现过肺结核可疑症状。为此，国内外结核病专家建议将咳嗽、咳痰2周以上者作为肺结核患者筛选的重点对象。

（3）识别肺结核可疑症状者。

①本次症状发生的时间，持续时间；有无明显诱发"感冒"的诱因，如季节变换、不合适增减衣物、洗澡洗头着凉等。

②针对本次症状有没有自服抗生素，是什么抗生素，症状有无改善。

③有无吸烟史、呼吸道疾病病史。

④家庭及生活范围内有无已知的结核病患者，有无肺结核患者的密切接触史。

⑤是否为结核病高危人群，如有糖尿病、硅肺、艾滋病、慢性营养不良、长期使用免疫抑制剂等高危因素。

2.校医院或学校医务室要负责传染病报告和转诊

校医院或学校医务室（卫生室）的医务人员诊断发现肺结核可疑症状者/疑似肺结核患者后，应填写传染病报告卡，在24小时内进行网络报告或向属地疾病预防控制机构（结核病防治机构）报送传染病报告卡；同时使用三联转诊单将患者转诊至属地结核病防治机构（或定点医院）进行进一步诊治。校医院或学校医务室（卫生室）医务人员应对转诊患者的到位和后续诊疗结果进行追访，了解转诊到位情况以及患者的诊断、治疗结果。

三、学校结核病疫情监测和报告

（一）学校各级人员的职责

（1）班主任、班干部、学生辅导员/管理员应及时了解掌握在校学生的健康状况，发现肺结核可疑症状者，及时督促学生去校医院或学校医务室（卫生室）检查。

（2）校医院或学校医务室（卫生室）的医务人员应对肺结核可疑症状者及时进行胸部X线片检查以及痰涂片细菌学检查；对检查发现的疑似或确诊肺结核患者应按照有关规定及时进行登记报告，并填写传染病报告卡，24小时内进行网络报告或寄送传染病报告卡，同时将患者转诊至属地结核病防治机构（定点医院）进一步确诊治疗。

如果校医院或学校医务室（卫生室）缺乏必要的检查手段，应将肺结核可疑症状者直接转诊至属地结核病防治机构（或定点医院）进一步检查确诊。校医院或学校医务室（卫生室）的医务人员应负责对转诊患者进行追踪，了解转诊到位情况以及最后的诊断结果。

(二)学校结核病疫情报告工作流程

1.推荐和报告对象

(1)学校学生和教职员工中发现有咳嗽、咳痰 2 周以上，或有咯血(或血痰)等可疑肺结核症状者。

(2)学校学生和教职员工因病缺勤达到 2 周或 2 周以上，经追查发现为咳嗽、咳痰或咯血(或血痰)等可疑肺结核症状者。

以上两条为推荐进行进一步检查对象。

(3)学校学生或教职员工被诊断为肺结核确诊病例或疑似病例者，为疫情报告对象。

2.报告时限及程序

对确诊或疑似肺结核病例，学校传染病疫情报告人应当以最方便的通信方式(电话、传真等)，于 24 小时内向属地县(区)级疾病预防控制机构(结核病防治机构)报告和转诊。

第四章 学校结核病患者追踪、流行病学调查及治疗管理

一、患者追踪

定点医院或疾控中心将3天内未就诊患者信息通知基层医生,基层医生追踪督促患者2日内到定点医院就诊,跟踪到位情况并反馈追踪结果。

1.督促患者就诊应注意的问题

(1)会面之前先与患者取得联系,约定会面时间和地点,不宜贸然上门。

(2)准确向患者及家属介绍肺结核定点诊疗、分级诊疗及免费筛查政策。

(3)对患者及家属进行结核病危害教育,引起患者对病情的重视。

(4)给前去就诊患者提供一次性外科口罩。

(5)对患者及家属进行家庭感染控制指导。

2.填写追踪通知及反馈记录单

基层医生填写追踪通知及反馈记录单,如表4-1所示。

表4-1 基层医疗卫生机构医师追踪通知及反馈记录单

通知单位	_____定点医院/疾控中心/卫生院	通知时间	年 月 日
通知内容	患者:_____ 性别:_____ 年龄:____岁 现住址:_____ 电话:_____ 因:□大疫情报告未到结合门诊就诊 □在治患者中断治疗 □确诊利福平耐药 请督促其于____月____日前到_____医院结合门诊进一步诊疗		
追踪结果	1.已面见患者,患者同意于____月____日到医院结合门诊就诊 2.如果追访不成功,其原因是: (1)查无此人,(2)拒绝就诊,(3)短期外出,(4)长住外地,(5)死亡,(6)其他		
结果反馈	3.追踪结果已于____月____日反馈给医院结核门诊医生		

基层医生接到上级通知在72小时内落实"三见面"(见图4-1)。若72小时内未访视到患者,应向当地县(区)疾控中心反馈。

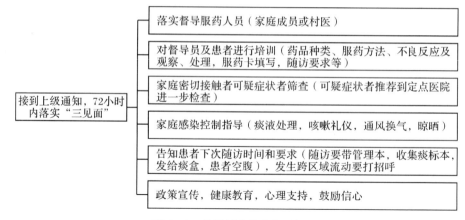

图 4-1　基层医生落实"三见面"

二、流行病学调查

通过主动及被动发现肺结核患者,及时开展个案流行病学筛查。个案流行病学筛查见附录 2 至附录 7。

三、访视管理对象

经疾控中心/定点医院通知管理的辖区内常住活动性肺结核患者,均为基层医疗机构访视管理的对象,包括普通肺结核患者、新结核性胸膜炎和利福平耐药肺结核患者(单耐利福平,耐多药,广泛耐药)等。基层医生日常随访管理如图 4-2 所示。

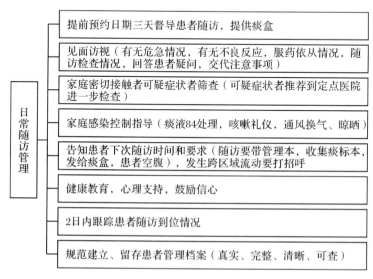

图 4-2　日常随访管理

四、结案评估

(1)基层医疗卫生机构按照"一人一档"原则,在疗程结束时做好结案记录,将患者所有随访记录表、访视照片装订存档。

(2)在患者疗程结束最后一次随访复查时,陪同或督促患者到定点医院结核门诊进行最后复查、结案评估,将治疗管理本交给门诊医生。

(3)定点医院门诊医生应做好结案记录,完善病案相关信息,完整归档、保存患者病案。

五、患者的休学、复学管理

(一)休学管理

结核病定点医疗机构的医生,对符合下述病情条件之一的学生病例,应当开具休学诊断证明。根据休学诊断证明,学校对患肺结核的学生采取休学管理。

(1)菌阳肺结核患者,包括涂片阳性和(或)培养阳性患者;

(2)胸部X线片显示肺部病灶范围广泛和(或)伴有空洞的菌阴肺结核患者;

(3)具有明显的肺结核症状的患者;

(4)结核病定点医疗机构建议休学的其他情况。

休学学生可住院或在校(居家)隔离治疗,并接受所在地的结核病防治机构的管理。

休学在校治疗的肺结核患者实行属地结核病防治机构与学校管理相结合的方式进行全程督导管理;治疗开始后的前3个月每月需到属地结核病防治机构(或定点医院)随访复查,以后的第5、6或8个月末需到属地结核病防治机构(或定点医院)随访复查。休学离校返回原籍治疗的肺结核患者由居住地的结核病防治机构(或定点医院)进行治疗管理。对于需返回原籍治疗的学生患者,学校属地结核病防治机构(或定点医院)应及时将患者的诊疗信息转到患者原籍所在地的结核病防治机构(或定点医院),按照《全国跨区域肺结核患者管理程序(试行)》的要求执行。对于休学返回原籍治疗的患者,学校的校医要主动与学生取得联系,及时掌握休学返回原籍患者的到位、后续的治疗管理、病情恢复情况和最终的治疗转归结果。

(二)复学管理

患者经过规范治疗,病情好转,根据下列条件结核病定点医疗机构的医生可开具复学诊断证明,建议复学,并注明后续治疗管理措施和要求。学校凭复学诊断证明为学生办理复学手续并督促学生落实后续治疗管理措施。

(1)菌阳肺结核患者以及重症菌阴肺结核患者(包括有空洞、大片干酪状坏死病灶、粟粒性肺结核等)经过规范治疗完成全疗程,初治、复治、耐多药患者分别达到治愈或治疗成功的标准。

（2）菌阴肺结核患者经过 2 个月的规范治疗后，症状减轻或消失，胸部 X 线片显示病灶明显吸收，后续 2 次痰涂片检查均阴性，并且至少 1 次痰培养检查为阴性（每次痰涂片检查的间隔时间至少满 1 个月）。

对教职员工肺结核患者的休、复课管理，可参照学生休、复学管理要求执行。

六、结核病的感染控制

结核病是一种由结核杆菌引起的慢性呼吸道传染病。肺结核患者通过咳嗽、咳痰等途径把带有结核杆菌的飞沫播散到空气中，并且使其长期黏附在被褥、桌椅、地面等物体表面。因此在确诊结核病患者后，加强对传染性肺结核患者的隔离治疗以及对公共场所，如教室、宿舍、图书馆、食堂等人群密集场所的通风和消毒是学校结核病感染控制的重要措施。

（一）传染性肺结核患者的隔离

发现学生中痰涂片阳性的肺结核患者后，应立即进行隔离治疗，避免其与其他学生密切接触。对于咳嗽、咳痰等症状明显的痰涂片阴性的肺结核患者也应采取隔离治疗，减少结核杆菌在学生中传播的风险。

（二）环境感染控制

一般情况下，教室、宿舍等公共场所是一个相对密闭的空间，空气流通较少。对发现结核病患者的教室、宿舍等在患者隔离治疗后，建议采用以下控制措施：

（1）采取自然通风或机械通风方式，每日通风时间不小于 70 分钟。

（2）紫外线照射消毒，将紫外线灯悬挂于室内屋顶或使用移动式紫外线灯进行照射。一般按照每立方米空间装紫外线灯瓦数≥1.5 W，计算出装灯数。考虑到紫外线兼有表面消毒和空气消毒的双重作用，采用室内悬吊式紫外线消毒时，灯管距离地面不应超过 2 m。使用紫外线灯时，每次照射时间应≥30 分钟，如果温度低于 20 ℃或高于 40 ℃，相对湿度＞60％，则应适当延长照射时间。紫外线灯需要定期进行清洁和检测，一般每 2 周用 75％酒精棉球擦拭 1 次；发现灯管表面有灰尘、油污时，应随时擦拭。紫外线对眼睛和皮肤是有伤害的，所以用紫外线灯照射消毒时，房间内不能留人。

（3）对密闭房屋，也可将过氧乙酸稀释成 0.5％～1.0％水溶液放置在瓷器或玻璃器皿中加热蒸发，熏蒸 2 小时后即可开门窗。原则上不建议每日使用化学消毒剂进行空气消毒。

（4）使用超低容量喷雾器。用 2.0％过氧乙酸溶液气溶胶喷雾消毒。喷洒后，应在无人的情况下紧闭门窗。60 分钟后，应开窗通风，人才能进入。

（5）对地面、教室桌椅及其他用品物体表面进行消毒。地面要湿式清扫,用1.0％过氧乙酸拖地或 1000～2000 mg/L 有效消毒剂(84 液)拖地或喷洒。桌、椅、柜、门等物体表面可用 1000～2000 mg/L 有效消毒剂(84 液)擦拭消毒。

第五章 学校结核病突发公共卫生事件应急处置

一、学校结核病突发公共卫生事件的确定

一所学校在同一学期内发生 10 例及以上有流行病学关联的结核病病例,或出现结核病死亡病例时,学校所在地的县(区)级卫生行政部门应当根据现场调查和公共卫生风险评估结果,判断是否构成突发公共卫生事件。县(区)级以上卫生行政部门也可根据防控工作实际,按照规定工作程序直接确定学校结核病突发公共卫生事件。

二、突发公共卫生事件的初次报告

(一)报告时限

县(区)级疾病预防控制机构经初步现场调查核实,发现学校结核病疫情达到结核病突发公共卫生事件的标准,则应在 2 小时内向事件发生地的县(区)级卫生行政部门、学校和上一级疾病预防控制机构进行报告。同时启动学校结核病突发公共卫生事件现场流行病学调查和处置程序。

(二)责任报告单位和报告人

县(区)级疾病预防控制机构为学校结核病突发公共卫生事件的责任报告单位,县(区)级疾病预防控制机构的有关人员为学校结核病突发公共卫生事件的责任报告人。

(三)报告内容

初次报告时,要详细报告事件发生的时间、地点,波及的范围,患者人数和事件发生经过,初步调查结果与分析,已经采取的措施,以及下一步处置计划等。

(四)报告形式

发送盖有公章的纸质版报告。

三、组织体系

学校突发事件应急处置工作领导小组(以下简称学校领导小组)负责突发公共卫生事件的全面处置,研究决定事件处置措施,统一协调指挥相关部门紧急开展工作。发生突发公共卫生事件时,也可根据上级机关要求,成立专项防控领导小组,代行学校领导小组职责,负责疾病防控工作。各职能部门工作职责具体如下。

(1)党、校办:负责综合协调和信息报送工作,在第一时间向学校领导汇报,组织召开紧急会议,发布相关信息。

(2)校医院:负责实施初步医疗救治,运送病员到指定医疗机构救治;实施医学观察工作和场所消毒指导工作,协助县(区)级疾病预防控制机构做好流行病学调查、采样、检测以及传染性疾病密切接触者判定等相关工作。

(3)保卫处:负责学校安全保卫工作;负责实施门禁制度,坚决控制人员进入;实施场所封闭;服从学校其他工作安排。

(4)物业处:负责后勤保障工作。确保饮水和食品安全,负责承担医疗救护和医学观察人员的后勤保障工作。

(5)学生处、各学院、校团委:各学院应指定专人为传染病预防控制工作联系人,发生突发公共卫生事件时,应当在上级卫生行政部门的指导下实行晨检、午检或晚检。由班级辅导员或班干部对各班学生出勤、健康状况进行登记,做好因病缺课的登记和病因追踪。各学院负责学生的宣传教育和心理疏导工作,协助医疗工作组做好相关流行病学等的调查工作,协助保卫工作组和后勤工作组做好校园治安、场所封闭及相关工作。

(6)国际处(港澳台办):负责外籍教师、短期境外专家、来访团组、港澳台生、出入境师生等的管理和疏导等工作,快速、及时、妥善地处理涉外事件。

(7)国际教育学院:负责做好留学生安全教育和疏导等工作,出现留学生突发公共卫生事件立即同时向党校办、国际处及校医院等相关部门报告,在学校和上级部门指导下稳妥、有效地处理事件。

(8)信息与网络中心:负责校园网网络信息的监控工作,及时删除有害信息。

(9)宣传部:负责学校新闻媒体舆论正面引导工作,负责校外媒体采访的联络审核工作;向党、校办报告相关信息;服从学校其他工作安排。

学校其他部门和单位按照各自工作职责做好相关工作,服从学校统一安排。

四、疫情报告和信息发布

(1)学校区域内发生各级各类疑似突发公共卫生事件时,按照国家规定,学校医学专家组根据流行病学调查、临床表现、实验室检验等进行会诊,经学校领导小组审核后上报,分别由国家、省、市、县级人民政府卫生行政部门组织医学专家确诊后予以确认。学校师生员工一旦发现有公共卫生事件发生或发生的可能,应当立即向党校办、校医院和有关领导报告,保证突发公共卫生事件的有关信息得到及时准确的收集,以便快速反应和采取有效防控措施。

(2)校医院一旦发现突发公共卫生事件,应立即报告学校领导小组办公室,并报属地卫生行政部门和疾病预防控制机构。学校领导小组办公室在2小时内报告教育行政部门。

(3)报告内容分初次报告内容、进程报告内容、结案报告内容。

①初次报告内容:事件发生的时间、地点、传染的人数为必报内容,事件初步性质、发生的可能原因等为可选报内容。

②进程报告内容:事件控制情况、患病人员治疗与病情变化情况、造成传染的原因、已经或准备采取的整改措施。

③结案报告内容:事件处理结果、整改情况、有关人员责任追究情况等。

(4)突发公共卫生事件的信息发布由学校领导小组统一负责,做到适时、准确和适度向外公布。国家有特殊规定的,按照国家相关规定执行。禁止个人或部门未经批准擅自对外发布有关疫情信息。

五、预防和应急准备

(1)物业处要加强公共场所卫生的监督管理。校内各教学、科研、体育锻炼和娱乐休闲等人口密集的公共场所(包括学生宿舍、教室、图书馆、实验室、办公楼、计算机房、食堂等)应保持环境清洁卫生、通风换气,对公众经常接触的设施和用品要定期清洁消毒。

(2)爱卫会应定期组织对教室卫生、食堂卫生、宿舍卫生等校内环境卫生进行督促检查,对存在的问题提出整改意见,及时落实整改措施。

(3)各学院(系)、实验室应做好公共场所环境清洁卫生、通风换气等工作。

(4)接到卫生行政部门发布的预警信息或发生紧急状况时,校医院、各附属医院要组建突发公共卫生事件防治应急预备队,随时待命参加疫点或疫区患者的救治和疫情的预防控制工作。其他各部门(包括学院、实验中心、招待所、饮食中心等重点单位)都要指定专门的疫情监控员和卫生消毒员,在校医院的指导下,负责本部门的疫情监控和消毒工作。

(5)校医院要根据疫病防控形势,不断制订和完善各类疾病防控工作预案,定期对医务人员进行相关知识技能的培训,在附属医院的协助下,成立突发公共事件应急救治医疗队,进行经常性的应急演练,提高应对突发公共卫生事件的业务能力。

六、应急处置

(1)学校领导小组接到突发公共卫生事件报告后,学生处、保卫处、校医院等部门有关领导应立即赶赴现场,采取边调查、边处理、边抢救、边核实的方式,采取有效措施控制事态发展。校医院应在2小时内向属地卫生行政部门和疾病预防控制机构报告疫情,配合实施技术调查、综合评估和判断事件严重程度,提出是否启动突发公共卫生事件应急预案。

(2)启动应急预案后,立即通知各相关部门迅速按职责分工分别开展工作,学校各级领导和部门应按照预案规定的职责要求,服从统一指挥,立即到达规定工作岗位,按照突发事件的情况,采取相关应急措施。

(3)学校领导小组在适当范围通报突发公共卫生事件的基本情况以及采取的措施,加强舆论导向,稳定师生员工和学生家长的情绪,并开展相应的卫生知识宣传教育,提高师生员工的预防和自我保健意识。

(4)流行病学调查组立即组织并积极配合疾病预防控制机构封闭现场,开展流行病学调查,对相关场所、人员进行致病因素的排查,对有密切接触者实施相应的隔离措施;详细收集有关资料(包括疫情发生的时间、地点、发病情况,确定疫情的严重程度,分析疫情发展趋势,提出划定疫区和实施管制的建议),并对消毒隔离和个人防护工作进行监督和指导;涉及刑事案件,积极配合公安部门进行现场取样,开展侦破工作。

(5)按照卫生行政部门的要求,校医院负责疫点的消毒指导处理工作,对发生疫情的单位、场所(包括宿舍、走廊、会议室、教室、餐厅和运载患者的交通工具等)进行指导消毒。

(6)校医院立即对突发公共卫生事件所致的伤病员提供紧急救援和医疗救治,做好患者的排查、诊断、治疗和转院工作,同时严格做好隔离、病房消毒和医务人员的个人防护工作。必要时由学校领导小组负责协调附属医院给予支援,也可请求省市卫生行政部门给予支援。

(7)校医院负责对全校师生员工进行相关肺结核防控知识的宣传教育,学生处大学生心理健康教育与咨询中心派出心理咨询员开展心理咨询与疏导。需要接受隔离的患者、疑似患者和密切接触者,应主动配合校医院及有关卫生疾控部门采取的流行病学调查和医学处置措施。

(8)学校应根据卫生行政部门的建议,取消大型聚集活动,如必须举办,尽量在室外举行,并尽可能缩短人群聚集的时间。同时需对场所进行医学隔离封闭,对部分人员实施医学观察,由流行病学专家根据实际情况提出建议,经学校领导小组批准、校医院具体实施医学观察。在家属区发生的病例,可实行家庭式的医学观察。

（9）发生疫情时，由物业处负责医学观察人员的生活保障，所需费用按照国家和学校规定办理。

七、善后与恢复

（1）应急处置工作结束，突发公共卫生事件得到完全控制后，应尽快恢复学校正常教学秩序。因肺结核流行而导致暂时集体停课的，必须对教室、阅览室、食堂、厕所等公共场所进行彻底清扫消毒后，方能复课；因感染肺结核暂时停学的学生，必须在病愈且隔离期满时，持专科医院认可的有效诊断证明到学校或院系教务部门查验，并经有关卫生部门确定没有传染性后方可复学。

（2）学校领导小组会同有关部门对所发生的突发公共卫生事件进行调查，并将调查结果上报上级教育和卫生行政部门。

（3）根据突发公共卫生事件的性质，校内相关部门和单位应认真做好受害人员的善后工作。

（4）学校对突发事件暴露出的相关问题、存在的卫生隐患问题及有关部门提出的整改意见及时进行整改。加强经常性的宣传教育，防止突发事件的发生。

八、奖惩

学校对突发事件应急处置工作中表现突出的个人和单位给予表彰和奖励。学校对导致事件发生，或在应急处置中有严重失职行为、处置不力，导致严重后果的人员，对迟报、漏报、瞒报信息的人员，依照有关规定追究其责任。

第二部分

艾滋病

第六章　艾滋病概述

一、艾滋病的起源

　　艾滋病,全称是获得性免疫缺陷综合征(acquired immunodeficiency syndrome,AIDS)。它是由艾滋病病毒即人类免疫缺陷病毒(human immunodeficiency virus,HIV)引起的一种危害性极大的传染病。HIV 侵入人体,主要攻击人体免疫系统中重要的 CD 4$^+$ T 淋巴细胞,大量破坏该细胞,使人体细胞免疫功能缺陷,而易于感染各种疾病,并可发生恶性肿瘤,病死率较高。HIV 在人体内的潜伏期平均为 8 年,也就是说,感染 HIV 后,可以没有任何症状地生活和工作多年。

　　研究认为,艾滋病起源于非洲,后由移民带入美国。1981 年 6 月,美国疾病预防控制中心在《发病率与死亡率周刊》上登载了 5 例艾滋病患者的病例报告,这是世界上第一次有关艾滋病的正式记载。1982 年,这种疾病被命名为艾滋病。不久以后,艾滋病迅速蔓延到各大洲。1985 年,一位到中国旅游的外籍人士患病入住北京协和医院后很快死亡,后被证实死于艾滋病,这是我国第一次发现艾滋病病例。

　　HIV 感染者要经过数年甚至长达 10 年或更长的潜伏期后才会发展为艾滋病患者,因机体抵抗力极度下降会出现多种感染,如带状疱疹、肺结核,特殊病原微生物引起的肠炎、肺炎、脑炎,念珠菌、肺孢子虫等多种病原体引起的严重感染等,后期常常发生恶性肿瘤,以致全身衰竭而死亡。

　　虽然全世界众多医学研究人员付出了巨大的努力,但至今尚未研制出根治艾滋病的特效药物,也还没有可用于预防的有效疫苗。艾滋病已被我国列入乙类法定传染病,并被列为国境卫生监测传染病之一。目前,艾滋病已成为严重威胁我国公众健康的重要公共卫生问题。

二、艾滋病的流行状况

　　自 1981 年美国首次确诊艾滋病以来,艾滋病以惊人的速度蔓延到全球每个角落,已夺走数千万人的生命。艾滋病的流行及其所产生的社会经济危害,已经是许多国家严重的社会问题。我国也不例外,自 1985 年报告首例艾滋病病例以来,疫情呈逐渐蔓延趋势,不仅波及全国各省、自治区、直辖市,而且患病率逐年上升。截至 2018 年 9 月 30 日,全国(不含香港、澳门特别行政区和台湾地区,下同)报告现存活艾滋病病毒感染者/艾滋病患者 84.9602 万例,报告死亡 26.2442 万例。其中

2017 年新报告感染者和患者 13.5 万例,较上年增加 20.3%。此外,艾滋病正从高危人群向一般人群扩散,其中经性传播比例逐年增高,2017 年我国新发现病例中性传播比例已上升到 95.1%。我国艾滋病流行已进入快速增长期,如不能及时有效地控制艾滋病的流行,将会对我国的社会、经济发展造成严重影响。

同时,现阶段我国 HIV 感染者越来越呈现低龄化的趋势,青年学生已经成为 HIV 感染高发人群。截至 2014 年底,青年学生累计报告病例 7912 例,2014 年新报告病例 2552 例,较上年增长 58.8%,新报告感染者中 15~24 岁的学生人数在逐年增加。2014 年新报告的青年学生中 HIV 感染者主要为大中专院校学生(占 77.2%),以男生为主,男女性别比为 41.5∶1。2013 年全国报告学生当中发现 HIV 感染者超过百人的省份只有 5 个,2014 年全国就有 13 个省份报告学生感染者超过百人。青年学生病例中,以男男性行为感染为主,2014 年占 81.6%,异性传播所占比例约为 17%。

进入青春期的少男少女都会产生正常的生理躁动、好奇,有性体验的欲望。无知、无畏加好奇,让性成为青年学生感染艾滋病的重要渠道。调查发现,大学生感染者也并非大家印象中的"坏孩子",有人会因为好玩、好奇,在搞不清性取向的情况下,受人引诱而发生了男男性行为,而网络交友成为这部分人群感染病毒的主要推手。这些青年学生,一是对男男性行为的危害不知道,二是对性伴侣是否染上艾滋病不知道,三是对艾滋病性病防范措施不知道,四是对自己是否染上艾滋病不知道……正是由于这些不知道,让青年学生成为目前艾滋病病毒感染的高发人群。这是一个非常危险而又十分令人忧心的信号!这对我国艾滋病防控工作形成了一个巨大的挑战,应引起家庭、学校、社会,尤其是青少年的高度重视!

三、艾滋病的危害

艾滋病对个人、家庭、社会等多方面所带来的危害是不容忽视的。

(一)艾滋病对个人的危害

从生理上讲,人一旦感染了艾滋病病毒,机体的免疫功能会逐步丧失,健康状况会迅速恶化,导致感染各种疾病和肿瘤,给患者身心带来极度痛苦。从心理、社会上讲,当 HIV 感染者得知自己感染了艾滋病病毒后,无异于听到"死刑"的宣判,心理上会产生巨大的精神压力,此时易出现自伤、自残和自杀的阶段表现。加之,社会上一些人对艾滋病的认知不足,使他们在个人工作、学习、就医、恋爱和婚姻等方面容易受到歧视。如果在生活陷入困境的同时备受社会歧视,病情将加速发展。躯体上的痛苦、心理上的绝望和外界的压力使他们沉浸于极度悲观、失望之中,从而大大降低了生活质量。

(二)艾滋病对家庭的危害

艾滋病对家庭的危害是多方面的。

(1)感染者的家庭成员一方面要背负沉重的心理负担,被周围人群歧视和疏远,有的甚至影响到生活和工作权利;另一方面,艾滋病患者易导致性伴侣被感染,由于存在体液交换的危险,加之缺乏保护性措施,夫妻中只要一人感染 HIV,对方被感染的可能性很大。这些增加了家庭不和甚至破裂的可能性。

(2)加重了家庭经济负担。大多数感染者或患者以及他们的家属受到失去工作、收入减少和无力承担巨额医药费的影响。因为大多数艾滋病病毒感染者和艾滋病患者正值 20～45 岁的青壮年时期,是家庭收入的主要承担者,他们本身不能工作,又需要支付高额的医药费用,致使家庭债台高筑。在国家颁布"四免一关怀"政策前,艾滋病患者平均每年用于对症治疗的医药费用为 17518 元,如果患者需进行抗病毒治疗,费用将更高,而约 75.5% 的费用需要自费,这样,整个家庭难免陷入贫困潦倒的境地。目前,尽管国家已经普及了免费的抗病毒治疗,各地也出台了针对抗机会性感染治疗的减免政策,但艾滋病病毒感染者家庭收入明显低于非感染者家庭,同时还需要承担交通、检测和住院接受抗机会性感染治疗的大部分费用,一旦病情恶化,医疗支出可能还会进一步增加,这将给家庭造成沉重打击。

(三)艾滋病对社会的危害

艾滋病对社会的危害体现在以下几方面。

1.影响社会经济的发展速度

大多数艾滋病患者及艾滋病病毒感染者为青壮年。青壮年是促进社会生产力发展的劳动者,家庭生活经济来源的提供者,国家主权与安全的保卫者。艾滋病的蔓延使国家丧失大批创造财富的劳动力,导致贫困人口增加。另外,用于防治艾滋病的费用也成为国家财政负担,影响全民生活水平甚至加剧社会的贫困化。美国是发达国家的代表,该国每名 HIV 感染者每年的医药费开支平均为 5 万～6 万美元,而接受抗病毒药物治疗的患者年均医疗费在 10 万美元以上,仅为他们的医疗提供补助一项就耗费了全美国近一半州卫生财政预算的 50% 以上。艾滋病患者遗留的孤儿寡者,必然转嫁给社会,给社会带来沉重的压力。部分艾滋病流行严重的国家,经济发展非常缓慢,甚至出现经济倒退。据估计,当艾滋病病毒感染率达到 8% 时,每年对经济增长的影响为 1%。有研究根据国际上权威的疾病负担指标——伤残调整生命年(disability adjusted of life years,DALY)估算,认为 2006 年到 2010 年,我国因艾滋病损失的人力资本总额高达 3540.7 亿元,假设在艾滋病低流行和高流行两种极端条件下,从 2001 年到 2010 年的 10 年间,我国的国内生产总值(GDP)比没有出现艾滋病问题的情况下,分别减少了 76 亿元和 400 亿元。

2.增加社会不安定因素

由于人们对艾滋病的恐惧,各种关于艾滋病的谣传会严重影响社会的稳定,导致人们产生不安全感。同时,社会对艾滋病患者的歧视和不公正对待,引起他们对社会的不满,产生报复心理,使社会犯罪率升高,社会秩序和稳定遭到破坏。比如,在我国,某些不法分子利用人们对艾滋病的恐慌心理,自称是"艾滋病患者",使用"扎针"来抢劫,扰乱了社会秩序,增加了社会不安定因素。

由此可见,艾滋病的问题不仅仅局限于公共卫生领域,如果处理不好,还将影响社会的稳定,甚至会给国家的形象造成损害。

四、我国艾滋病防控策略

艾滋病流行与人的行为、心理因素和社会环境等诸多因素密切相关,建立政府领导、多部门合作和全社会共同参与的艾滋病预防与控制体系,形成有利于艾滋病防治的社会环境是控制艾滋病流行的重要成功经验。

我国防控艾滋病的策略是以预防和宣传教育为主,动员全社会参与,实行综合治理。宣传教育和改变危险行为的艾滋病预防措施已被证明是有效的。每个人都有权且必须懂得预防艾滋病的基本知识,避免危险行为,加强自我保护,人人都应该把懂得的艾滋病知识告诉其他人。

同时,学校是开展预防艾滋病教育的重要场所,健康教育是向青少年传授预防艾滋病知识和技能的有效途径,因此加强学校预防艾滋病教育意义重大。教育部高度重视学校预防艾滋病教育工作,按照党中央、国务院相关文件的精神和统一部署,单独或与国家卫生健康委员会联合下发了多个文件,进一步认真落实国家现行艾滋病防治政策以及学校预防艾滋病教育的相关要求,确保预防艾滋病教育在各级各类学校全面、深入有效地开展。向青少年宣传预防艾滋病、性病的知识,开展学校性教育,保护青少年免受艾滋病、性病的危害,是每个家庭、每个学校、每个社区和全社会的共同责任。

第七章　高等学校预防艾滋病教育

一、高校预防艾滋病教育的意义

　　随着社会经济的发展和人民生活水平的不断提高,青少年的性生理成熟提前,高等教育的大众化使更多的青年人进入高校深造,婚育年龄推迟,导致"性待业期"的延长,同时随着对外开放的不断扩大,中西方文化的接轨与交融,性意识的开放、性观念的多元化,大学生婚前性行为有低龄化和发生率上升的趋势。但大学生尚不具备良好、稳固的性交往条件和环境,并且因对相关知识与技能的缺乏而导致的未加保护的不安全性行为,使大学生面临越来越严重的非意愿妊娠、人工流产、性病和艾滋病的威胁。另外,《中华人民共和国婚姻法》和《普通高等学校学生管理规定》的修改,解除了在校大学生的结婚禁令,在体现法律人性化和社会文明进步的同时,也给高校学生如何理性抉择学业和婚育提出了挑战。

　　大学生普遍性知识贫乏,多数是通过自学或无师自通的。据调查,通过同学朋友之间聊天相互获取性知识排在第一位,从影视文学作品和网络等渠道学习的则排在第二位,从父母和学校获得性知识的则名列最后。大学校园内的爱情常常在遇到性问题时得不到及时和正确的帮助,这是很多校园恋人的困惑。大学校园内的性教育,远远落后于学生们的需要,甚至是一个似有却无的"灰白地带"。无保护措施的性行为、性行为开始的低龄化、性伙伴有增多趋势等问题,如果不能得到及时、正确的引导,均可能伤害大学生身心健康,增加感染艾滋病的风险。因此,开展大学生性健康教育具有重要的紧迫性和深远意义,这些问题已引起了各级政府和高校卫生防疫部门的高度重视。

　　大学生缺乏对 HIV/AIDS 知识的正确了解。某高校不同年级学生 AIDS 相关知识的问卷调查发现,19.81%不知道 AIDS 的三大传播途径,40.01%认为蚊虫叮咬可传播 AIDS,38.76%对 HIV/AIDS 十分恐惧。另一项调查显示:75.5%的大学生认为蚊虫叮咬可传播 AIDS,25.5%的大学生认为自慰可感染 AIDS;48.0%和18.5%的大学生认为通过注射疫苗和口服预防性药物能预防 AIDS;70.8%的学生认为对 HIV 感染者应集中管理;58.0%的学生担心以后与 HIV 感染者在一起传染 AIDS,部分学生表示不愿意和 HIV 感染者一起工作学习;还有93.3%的学生希望通过学校教育进一步获得 AIDS 相关知识。这些说明高校学生对 AIDS 有着许多错误的认识,从而导致对 AIDS 存在着一定的恐惧心理。因此,加大高校 AIDS 相关知识的健康教育力度,是减少大学生传染 AIDS 风险的一项紧迫而重要的工作。

学校是青少年的主要活动环境之一,也是学生接受教育掌握技能的主要场所,学校有完整而系统的教育体系和资源,可方便地将艾滋病预防教育整合到整个教学过程,因此加强学校预防艾滋病教育意义重大。

二、高校预防艾滋病教育的指导思想和总原则

学校应高度认识艾滋病防控工作的重要性和紧迫性,从着眼于国家民族的未来,从保护青年学生身心健康发展的高度,从经济和社会发展的全局出发,把预防艾滋病教育摆在重要位置上,将预防艾滋病教育列入学校教学工作计划中,明确工作目标和行动措施,使学生了解和掌握艾滋病防治知识、增强自我防护意识,以强有力的宣传方式和科学的内容,促进学生建立起健康、文明的生活方式,关爱健康,关爱生命,营造艾滋病防治工作的良好社会环境。

高校艾滋病防控的总原则:

(1)领导重视,师生参与。学校领导是学校发展的龙头和政策的决定者,学校领导层对艾滋病防控的共识,是为预防艾滋病教育提供有力的政策和环境支持的重要保证。而教职工是学生的天然模范,教职工的言行和教学活动可以对学生起到巨大的潜移默化与示范作用,可以想象,忽视教职工参与的预防艾滋病教育是非常危险的。

(2)疏堵结合,积极指导。艾滋病发展形势异常严峻,大学生思想活跃,通过堵的方式来解决其不健康的行为问题已越来越不能奏效,甚至会引起逆反心理,更不利于艾滋病的预防和控制。应因势利导,以积极的心态和策略指导学生正确认识艾滋病的知识和预防方法。

(3)常抓不懈,行为养成。艾滋病的防控涉及社会、心理、伦理、道德、传统与现代文明各个领域的变革冲突,并非一朝一夕、一次两次讲座就能解决,必须常抓不懈,只有日积月累的养成,方能渐见成效。

(4)政策促进,环境支持。实践证明,单纯的健康教育往往难以实现健康行为的转变,还必须依靠政策的促进和环境的支持才能达到良好的预期效果。

三、高校预防艾滋病教育的方法和措施

自我国首次报告艾滋病病例以来,我国政府高度重视艾滋病的防治工作,先后出台了一系列政策性文件,其中对高校最具有指导意义的是 1998 年国务院专门下发的《中国预防与控制艾滋病中长期规划(1998—2010 年)》,对学校预防艾滋病教育问题提出了具体的工作目标,各高校都将预防艾滋病教育工作纳入学校重要议事日程,加强领导,统筹规划。2004 年,《教育部关于贯彻落实〈国务院关于切实加强艾滋病防治工作的通知〉的意见》又进一步强调了各级大中专院校建立健全艾滋

病预防机制的重要性。2015年,国务院办公厅印发了《中国遏制与防治艾滋病"十三五"行动计划》,进一步部署各级学校加强预防艾滋病教育的具体工作指标、行动措施与保障措施,为不断完善高校艾滋病预防机制提供了有力的政策支撑。

(一)建立高校艾滋病防控机制

一是成立以学校领导为组长、以包括卫生防疫部门在内的相关部门领导为成员的"高校艾滋病预防与控制领导小组",负责制订本校"艾滋病预防与控制中长期规划",审定学校卫生防疫部门制订的"年度艾滋病预防与控制工作计划";二是制订相应的配套政策,依靠社会各界的支持,调动广大师生积极参与防控艾滋病教育活动,把预防与控制艾滋病教育纳入日常的教学计划中,确保高校防控艾滋病教育长期科学化、规范化进行;三是加强与当地疾病预防控制机构的联系,使高校艾滋病预防工作长期得到他们的帮助和支持,时刻掌握校内艾滋病疫情,严格疫情报告制度。

(二)学校将预防艾滋病的教育纳入教学工作计划中

学校把艾滋病预防知识纳入教学工作计划中。通过课堂教学向学生传授预防艾滋病知识,增强学生自我保护意识。将预防艾滋病教育和其他教育相结合,将预防艾滋病教育与生殖健康知识、性道德观教育等有机结合起来,把课堂内教学与课堂外活动结合起来,对多种教育、教学活动进行统筹安排,发挥综合效应。注重预防艾滋病教育的教学质量和教学效果,采取问卷调查和试卷测试等形式,不断提高学生预防艾滋病知识的知晓率。设专人分管预防艾滋病教育工作,积极主动开展预防艾滋病教育教学研究活动。

(三)加强预防艾滋病教育师资队伍的培养

教师的性知识、态度、观念和性道德都直接影响预防艾滋病教育的效果,因此要加强健康教育师资业务知识的培训。目前,许多预防艾滋病教育的教师本身就不了解艾滋病防治的基本知识,难以胜任预防艾滋病教育的教学任务。

(四)有计划地举行健康教育专题讲座

学校面向全体师生举办健康教育专题讲座,内容主要包括:艾滋病在全球及我国的流行现状、趋势及其对个人、家庭和社会的危害,国家相关预防与控制政策,在高校开展预防艾滋病教育的重要性、必要性、迫切性及可行性探讨,艾滋病基本知识、传播途径、对待艾滋病病毒和艾滋病的态度、预防措施等。同时对工会、团委、学生会等相关部门提出要求,将预防艾滋病教育与青春期性教育结合起来,把青春期性教育作为预防艾滋病教育的前提,针对性行为在学生中存在的现实性,加强性道德教育,开展安全性行为教育、男性责任感教育、女性自尊自重自爱教育。这些讲座以及各种教育活动,使大学生进一步提高自我保护意识。

(五)发挥大众媒体在预防艾滋病教育活动中的作用

大众媒体一直都是在我国青少年中进行艾滋病预防宣传教育的主要载体,除了充分利用广播、电视、报纸、杂志、黑板报等传统媒体外,因特网在教育中的作用已越来越重要。因此,高校必须加强校园网络的建设与管理,充实预防艾滋病教育的内容,坚持对大学生进行性知识和预防艾滋病知识的正面教育和引导。另外,电视讲座、健康热线、宣传册、宣传报、健康教育处方、世界艾滋病日等一系列宣传活动,对大学生预防艾滋病将会起到积极的推动作用。艾滋病由于其本身的特点和历史上长期不恰当宣传,人们目前从心理和行为上还不能坦然地去谈论和面对它,所以开通咨询热线和校园网BBS健康知识交流区,通过咨询热线等非面对面方式进行交流,既可完成健康咨询活动,又可避免身份或隐私暴露引起的尴尬。

(六)发挥在校大学生生力军作用

由于高校学生生源广泛,动员和组织大学生利用寒、暑假期间,回到家庭所在地开展预防艾滋病宣传的社会实践活动,使这项活动面向基层,走进千家万户,是一种投入小、社会效益大的公益性行为。在大学生中持之以恒地开展预防艾滋病教育,能充分发挥大学生在疾病预防控制工作中的作用,为我国防控艾滋病的流行做出积极的贡献。

另外,在校内开展探讨性与生殖健康问题和预防艾滋病教育活动中,实施以学生参与为主的互动式教学方式:一是学生以自由发言、提出问题、分析案例、解决问题为主线,开展自我教育和同伴教育活动;二是以校团委、学生会牵头,举办与预防艾滋病相关的专题班会、专题板报、专题知识竞赛等参与性强的教育形式,既有利于对上述专题讲座知识的巩固,又能充分调动广大学生参与健康教育活动的积极性,从而培养与增强大学生预防艾滋病的意识,促进大学生在日常生活中形成预防艾滋病的良好习惯。

(七)调动社会各方面力量,共同开展防艾工作

大学生不仅需要掌握预防艾滋病的知识和技能,更需要一个有助于巩固知识和技能的环境,社会和家庭的作用举足轻重。在学校开展预防艾滋病专题教育,对增强学生的知识、转变态度等起到显著的作用。有调查显示,学生同家长或家庭中其他成员谈过艾滋病问题的比例为46.0%,同朋友谈论的比例为48.7%。因此,构建以学校为中心,家庭、社会同时参与的预防艾滋病教育模式具有重要的现实意义。

(八)预防艾滋病教育效果评估可采用双向方式

在开展健康教育前后分别对每一届大学生进行艾滋病相关知识、传播途径、非传播途径、对艾滋病病毒和艾滋病的态度、预防知识及性观念等方面的问卷调查。这是对高校进行健康教育干预前后学生在预防艾滋病知识获取和态度转变等方面的检验,同时也是对整个健康教育大纲和教育内容以及健康教育师资教育能力等方面的评估,是对高校健康教育模式有效性的检验。因此,健康教育的评价结果,是为进一步修正高校健康教育内容、教育方式、教育方法、教育手段和艾滋病预防机制提供科学的依据。

另外,在校园设立安全套自动取套机。开展安全套近距离接触的游艺活动,让学生对安全套从心理上脱敏,消除对安全套认知上的羞涩、回避感。这是更文明和更为人性化的关爱表现,也必然是高校实施安全性行为、预防艾滋病的重要措施之一。

综上所述,艾滋病的流行特点和易感青少年群体的分布状况,决定了高校控制艾滋病流行的关键在于预防。而目前在艾滋病的三大传播途径中,性接触这一传播途径的预防极为重要。因此,高校构建和完善艾滋病预防机制,大力开展预防艾滋病教育活动势在必行。

第八章　艾滋病的病原学及流行病学

一、艾滋病病毒的发现和特点

(一)艾滋病病毒的发现

1981年,在美国许多原来很健康的男性同性恋者身上,陆续发现了平时很罕见的肺孢子菌肺炎(PCP)和卡波西肉瘤(KS)。这种新的疾病传播很快,在美国发现后很快在欧洲也有发现。很多科学家都开始研究这种病的病因。

1983年,法国巴斯德研究所肿瘤病毒研究室主任吕克·蒙塔尼(Luc Montagnier)教授等首次报告从一例患持续性全身淋巴结肿大综合征(LAS)的男同性恋患者体内取出肿大的淋巴结组织,在体外进行细胞培养。经过培养,他们在电镜下见到一种与逆转录病毒相似的病毒。用实验室的多种方法进行的研究证明这是一种新的病毒,故命名为淋巴结病相关病毒(LAV)。这种病的患者有LAV抗体。为了进一步确定这种新的病毒,他曾将病毒送到美国国立卫生研究院肿瘤研究所盖洛(Gallo)教授的实验室,请他们帮助鉴定。随后蒙塔尼教授报告了LAV的核酸序列。

1984年,美国的盖洛教授也报告从艾滋病患者的外周血淋巴细胞中分离到一株逆转录病毒和嗜T淋巴细胞的新病毒,命名为人类嗜T淋巴细胞病毒Ⅲ(HTLV-Ⅲ),并公布了该病毒的核酸序列。稍后,美国加州大学的利维教授(J. A. Levy)也从艾滋病患者身上分离到一株病毒,命名为艾滋病相关病毒。这三种病毒的形态、核酸序列、蛋白结构、细胞嗜性均相同,但各自命名不同。

1986年7月25日,世界卫生组织(WHO)发布公报,国际病毒分类委员会会议决定把艾滋病病毒改称为人类免疫缺陷病毒,简称HIV。

(二)艾滋病病毒的特点

HIV为单链RNA病毒,属于逆转录病毒科慢病毒属中的人类慢病毒组。HIV主要侵犯、破坏人体CD4$^+$T淋巴细胞,一旦侵入机体细胞,病毒会和细胞整合在一起,终身难以消除。HIV基因变化多样,比已知任何一种病毒基因都复杂。

HIV对外界环境的抵抗力较弱(低于乙型肝炎病毒)。HIV对热敏感。56℃处理30分钟能使HIV在体外对人的T淋巴细胞失去感染性,但不能完全灭活血清中的HIV;100℃处理20分钟可将HIV完全灭活。它能被75%酒精、0.2%次氯酸钠及含氯石灰灭活。0.1%的甲醛、紫外线和γ射线均不能灭活HIV。

近年来,一些研究机构证明,离体血液中HIV的存活时间取决于离体血液中病毒的含量。病毒含量高的血液,在未干的情况下,即使在室温中放置96小时,仍然具有活力。即使是针尖大小一滴血,如果遇到新鲜的淋巴细胞,HIV仍可在其中不断复制,仍可以传播。病毒含量低的血液,经过自然干燥2小时后,活力才丧失;而病毒含量高的血液,即使干燥2~4小时,一旦放入培养液中,遇到淋巴细胞,仍然可以进入其中,继续复制。

所以,含有HIV的离体血液可以造成感染。尽管HIV见缝就钻,但这些病毒也有弱点,它们只能在血液和体液中活的细胞中生存,不能在空气中、水中和食物中存活,离开了这些血液和体液,这些病毒会很快死亡。

国际卫生组织推荐对HIV加热100℃持续20分钟,灭活效果较理想。HIV的消毒主要是针对被HIV感染者和艾滋病患者的血液、体液污染的医疗用品、生活场所等。例如,辅料、纱布、衣物等,对HIV的消毒可以根据消毒物品选择适当的物理方法或化学方法。需要重复使用的物品可用煮沸或高压蒸汽消毒。不宜煮沸的物品可用2%戊二醛、75%酒精等进行消毒。

(三)病毒形态结构

HIV为直径100~120 nm的球形颗粒,由包膜和核心两部分组成。病毒外膜为类脂包膜,来自宿主细胞,其中嵌有病毒的为跨膜糖蛋白(gp41)、外膜糖蛋白(gp120)。外膜糖蛋白位于病毒的表面,并与跨膜糖蛋白通过非共价作用结合。外膜还包含多种宿主蛋白,其中MHC Ⅱ类抗原和跨膜糖蛋白gp41与HIV感染进入宿主细胞密切相关。向内是球形基质,以及半锥形衣壳核心,衣壳在电镜下呈高电子密度。衣壳内含有病毒的RNA基因组、酶(逆转录酶、整合酶、蛋白酶)以及其他来自宿主细胞的成分,作为逆转录的引物。HIV的形态和结构示意图如图8-1和图8-2所示。

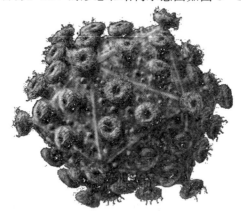

图8-1　HIV的形态

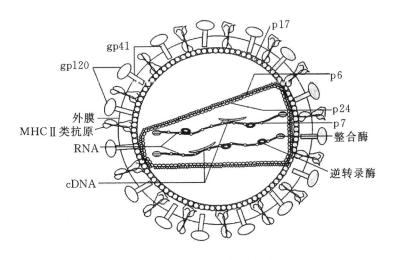

图 8-2　HIV 的结构示意图

(四)基因编码

HIV 基因组是两条相同的正链 RNA,两端是长末端重复序列(LTR),含顺式调控序列,控制前病毒的表达。已证明在 LTR 有启动子和增强子并含负调控区。LTR 之间的序列编码了至少 9 个蛋白,可分为结构蛋白、调控蛋白、辅助蛋白三类。

根据 HIV 基因的差异,目前可将 HIV 分为 HIV-1 型和 HIV-2 型。包括我国在内,全球流行的主要毒株是 HIV-1 型。HIV-2 型主要局限于西部非洲和西欧,北美也有少量报道,传染性和致病性均较低。与 HIV-1 型不同,HIV-2 型不含 *vpu* 基因,但有一功能不明的 *vpx* 基因。核酸杂交法检查 HIV-1 型与 HIV-2 型的核苷酸序列,同源性为 40%～60%。HIV 是一种变异性很强的病毒,尤以 *env* 基因变异率最高,*env* 基因表达产物激发机体产生的抗体无交叉反应。

(五)致病机制

HIV 通过破坏人体的免疫系统,导致免疫功能缺陷,引起各种机会性感染和肿瘤的发生。HIV 进入人体后选择性地侵犯带有 CD4 分子的细胞,主要有 T 淋巴细胞、单核巨噬细胞、树突状细胞等。细胞表面 CD4 分子是 HIV 受体,通过 gp120 与细胞膜上 CD4 结合后由 gp41 介导使病毒穿入易感细胞内,造成细胞破坏,然后释放出新合成的病毒,继续感染其他免疫细胞,从而造成人体免疫系统崩溃。致病机制如图 8-3 所示。

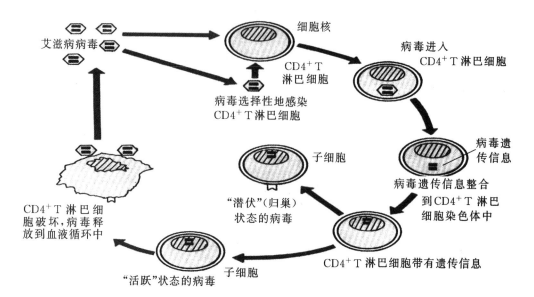

图 8-3　HIV 的致病机制

当一个人被 HIV 感染时,病毒 24～48 小时内到达局部淋巴结,5 天左右在外周血中可以检测到病毒成分,继而病毒在感染者体内免疫系统内制造更多的病毒细胞,把它变成制造病毒的工厂。HIV 会不断复制,CD4+ T 细胞则被破坏殆尽,免疫系统会再制造新的免疫细胞替代死亡的免疫细胞,但是新制造出的免疫细胞仍免除不了被 HIV 感染。即使感染 HIV 者感觉身体良好,没有任何症状,但这时可能已经有亿万个 CD4+ T 细胞被破坏了。CD4+ T 细胞是最重要的免疫细胞,感染者一旦失去了大量 CD4+ T 细胞,整个免疫系统就会遭到致命的打击,对各种疾病的感染都失去抵抗力。

HIV 感染后可刺激机体生产囊膜蛋白抗体和核心蛋白抗体。在 HIV 感染者、艾滋病患者血清中测出低水平的抗病毒中和抗体,其中艾滋病患者的抗体水平最低,HIV 感染者水平最高,说明该抗体在体内有保护作用。但抗体不能与单核巨噬细胞内存留的病毒接触,且 HIV 囊膜蛋白易发生抗原性变异,原有抗体失去作用,使中和抗体不能发挥应有的作用。在潜伏感染阶段,HIV 原病毒整合入宿主细胞基因组中,因此 HIV 不会被免疫系统所识别,所以单单依靠自身免疫功能无法将其清除。

艾滋病患者由于免疫功能严重缺损,常合并严重的机会性感染,常见的有细菌、原虫、真菌、病毒,最后导致感染无法控制而死亡,另一些病例可发生卡波西氏肉瘤或恶性淋巴瘤。此外,在受感染的单核巨噬细胞中 HIV 呈低度增殖,不引起病变,但损害其免疫功能,可把病毒传播全身,引起间质性肺炎和亚急性脑炎等。

二、艾滋病的传染源

带有某种病原体,并具有将病原体传播给他人的人或动物称为传染源。HIV感染者和艾滋病患者是本病的传染源。一个人从感染HIV到死亡期间内,都可以通过体液交换方式将HIV传染给他人。

到目前为止,已从HIV感染者的血液、精液、阴道分泌物、尿液、脑脊液、唾液、眼泪和乳汁中分离到HIV,从理论上来说,接触任何这些液体者均有可能感染HIV,但在实际情况中,唾液和眼泪中HIV的含量非常低,至今尚未发现任何关于接触唾液和眼泪后发生HIV感染的报道。传染源在艾滋病发展的不同时期,其传染力不同。

(1)窗口期:从HIV进入人体到血液中产生足够量的、能用检测方法查出HIV抗体之间的这段时期,称为窗口期。在窗口期虽检测不到HIV抗体,但在感染者的血液、精液、阴道分泌物中,含有大量的HIV,因此,具有很强的传染性。

(2)无症状期:处于无症状期的HIV感染者的血液、精液、阴道分泌物、乳汁中含有HIV,具有传染性,但是相比窗口期,感染者体内病毒含量少,传染性降低。但处于无症状期的感染者在外观上与正常人没有明显区别,因此无症状期相对艾滋病的其他各期具有更加重要的公共卫生意义。

(3)临床症状期:HIV感染者一旦出现临床症状,其体液中的病毒因机体免疫系统破坏而大量繁殖,此期的传染性也非常大。但是因为此期的患者与周围人群的接触变少,甚至没有任何接触,限制了其作为传染源的作用。

无症状期的HIV感染者,是本病最重要的传染源。一方面,感染者没有症状,如果没有做过HIV抗体检测,别人和他(她)本人都不知道,性伴侣或共用注射用具的吸毒伙伴根本就不会防范。另一方面,无症状潜伏期相当长,可以数月至十余年不等。还有,绝大多数感染者是青壮年,处在性活跃期,活动范围广,流动性大。

三、艾滋病的传播途径

HIV感染者和艾滋病患者是传染源,有三种传播方式。

(1)性接触传播:HIV存在于被感染者的精液和阴道分泌物中,性行为很容易造成细微的皮肤黏膜破损,病毒即可通过破损处进入血液而感染。无论是同性还是异性,两性之间的性接触都会导致艾滋病的传播。被感染者的精液或阴道分泌物中有大量的病毒,在性活动(包括阴道性交、肛交和口交)时,由于性交部位的摩擦,很容易造成生殖器黏膜的细微破损,这时,病毒就会乘虚而入,进入未感染者的血液中。值得一提的是,由于直肠的肠壁较阴道壁更容易破损,所以肛门性交的危险性比阴道性交的危险性更大。这种传播方式是目前艾滋病最主要的传播方式。

(2)血液传播:通过输入含有 HIV 的血液或血液制品或由于含有 HIV 的血液污染相关器械而造成传播。经血液传播 HIV 是效率最高的传播方式,经血液传播可通过人体被输入含有 HIV 的血液或血液制品、共用针具静脉注射毒品、移植 HIV 感染者或艾滋病患者的组织器官而感染艾滋病。

(3)母婴传播:感染了 HIV 的妇女在妊娠及分娩过程中,也可把病毒传给胎儿,感染的产妇还可通过母乳喂养把病毒传给吃奶的孩子。

下列途径一般不会传播,如握手、拥抱、接吻、游泳、蚊虫叮咬、共用餐具、咳嗽或打喷嚏、日常接触等。

蚊子叮咬不会传播艾滋病。从理论上讲,蚊子在艾滋病患者和健康人身上来回不停地吸血,要达到致病的病毒量,至少要在短时间内来回上千次。

四、艾滋病的易感人群

人群易感性指人群作为一个整体对于传染病的易感程度。

人不论种族、年龄及性别,对 HIV 普遍易感。但不同种族人群对不同亚型 HIV 的易感性可能有所不同。

HIV 感染与人们的行为密切相关。在流行病学上,一般结合传播途径,针对感染 HIV 的机会大小,将容易感染 HIV 的行为称为高危行为,将存在高危行为的人群称为艾滋病的高危人群。

(一)与 HIV 感染相关的高危行为

(1)不安全性行为;

(2)共用注射器静脉注射吸毒;

(3)被经含有 HIV 的血液污染的器械刺伤;

(4)使用未经检测含有 HIV 的血液或血制品;

(5)HIV 阳性女性怀孕并生育;

(6)HIV 阳性母亲哺乳。

(二)艾滋病的高危人群

(1)毒品成瘾者。毒品成瘾者易感染艾滋病的原因包括共用血液污染的针头、注射器、溶媒、棉球等用具;同时毒品成瘾者又多是性活跃的群体,性交易是获取毒品的重要手段。共用注射针具和无保护的性行为使毒品成瘾者处于 HIV 感染的双重危险中。

(2)男男性接触者(包括双性恋者)。男男性接触者易感染 HIV 的原因包括:

①肛交是男男性接触者主要的性行为方式。直肠黏膜比其他组织更容易受损和出血。与阴道黏膜不同,直肠黏膜上皮富含能与 HIV-1 结合的抗原提呈细胞,

以及丰富的淋巴滤泡,精液中的 HIV 很容易或直接通过穿胞作用,进入血液循环或淋巴系统。

②男男性接触者频繁的性接触,常伴发其他性病的出现,如梅毒、淋病、软下疳等,由于性病引起皮肤、黏膜受损出血,增加了 HIV 的感染机会。

③一部分男男性接触者又是静脉吸毒成瘾者,共用注射器增加了 HIV 感染的机会;同时新型毒品的使用和性兴奋剂的使用增加了无保护性行为的机会。

④因过度的性放纵而造成大量精液流失,引起机体缺锌,由锌的缺失而造成机体免疫功能下降。

(3)既往有偿献血员。我国在 20 世纪 80 年代中期至 90 年代中期的 10 年间,在河北、河南、安徽等省的农村地区,一些采浆站,特别是个别非法采浆站,由于工作人员操作不规范,造成了 HIV 在该类人群中的广泛流行。

(4)接受输血及其他血制品者。接受血液与血液制品(浓缩血细胞、血小板、冷冻新鲜血浆等血液或血制品)的输注也与 HIV 的传播有关。即使目前对血液进行了 HIV 检测,由于窗口期的问题和残余危险度的存在,接受输血及其他血制品者仍存在感染的可能性。

(5)与以上高危人群有性关系者等,包括暗娼或性工作者。

五、艾滋病的预防

目前尚无预防艾滋病的有效疫苗,因此最重要的是采取预防措施。其方法有:

(1)洁身自爱,遵守性道德;

(2)正确使用质量合格的安全套;

(3)加强性病的管理;

(4)拒绝毒品,珍爱生命;

(5)避免不必要的注射、输血和使用血液制品;

(6)预防母婴传播;

(7)HIV 自愿咨询与检测。

第九章　艾滋病的临床分期及症状

　　艾滋病是一种极特殊的恶性传染病，其病情凶险，目前病死率达100％。艾滋病是在HIV侵犯人体免疫系统和中枢神经系统的基础上发生的，累及人体各个组织和器官，临床表现千差万别、错综复杂，其明显特点是患者免疫功能缺陷，特别是细胞免疫功能受损而发生各种机会性感染及淋巴系统的恶性肿瘤。

　　人体感染HIV后，最开始的数年至10余年可无任何临床表现，一旦发展为艾滋病，就会出现各种临床表现。一般初期症状如同普通感冒、流感样，可有全身疲乏无力、食欲减退、发热等；随着病情的加重，症状日渐增多，如皮肤、黏膜出现白色念珠菌感染，出现单纯疱疹、带状疱疹、紫斑、血疱、瘀斑等，出现原因不明的持续性发热，可长达3～4个月；以后渐渐侵犯内脏器官，可出现咳嗽、气促、呼吸困难，持续性腹泻、便血、肝脾肿大，并发恶性肿瘤，还可侵犯神经系统和心血管系统等。临床症状复杂多变，但每个患者并非上述所有症状全都出现。

　　从感染病毒到发病，临床上分为三期：急性感染期、潜伏期、发病期（艾滋病前期、典型艾滋病期）。不是每个感染者都会完整地出现三期表现，但每个疾病阶段的患者在临床上都可见到。三个时期不同的临床表现是一个渐进的和连贯的病程发展过程，如图9-1所示。

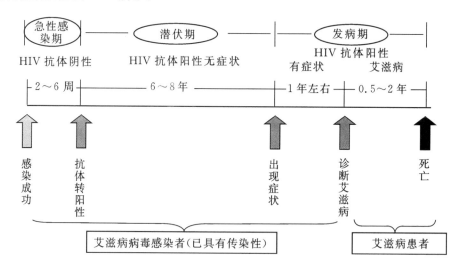

图9-1　感染HIV后的自然发展过程

一、急性感染期

窗口期也在这个时间。通常发生在初次感染 HIV 的 2～4 周,部分感染者出现 HIV 血症和免疫系统急性损伤所产生的临床症状,表现为发热、皮疹、淋巴结肿大,还会出现乏力、出汗、恶心、呕吐、腹泻、咽炎等。有的感染者还出现急性无菌性脑膜炎,表现为头痛、神经症状和脑膜刺激征。外周血检查,白细胞总数正常,CD4$^+$ T 淋巴细胞计数一过性减少,单核细胞增加。急性感染期时,症状常较轻微,容易被忽略。当这种发热、周身不适等出现后 5 周左右,血清 HIV 抗体可呈现阳性反应。此后,临床上出现血清 HIV 抗体可呈现阳性反应。此后,临床上出现一个长短不等的、相对健康的、无症状的潜伏期。

二、潜伏期

潜伏期指的是从感染 HIV 开始,到出现艾滋病临床症状和体征的时期。在此期感染者可以没有任何临床症状,但潜伏期不是静止期,更不是安全期,病毒在持续繁殖,具有强烈的破坏作用。艾滋病潜伏期的长短个体差异极大,这可能与入侵 HIV 的类型、强度、数量、感染途径以及感染者自身的免疫功能、健康状态、营养情况、年龄、生活和医疗条件、心理因素等有关。艾滋病的平均潜伏期,现在认为是 6～8年。但是有大约 5％～15％的人在 2～3 年内就进展为艾滋病,称为快速进展者;另外还有 5％的患者其免疫功能可以维持正常达 12 年以上,称为长期不进展者。这对早期发现患者及预防都造成很大困难。

三、艾滋病前期

艾滋病前期是指潜伏期后开始出现与艾滋病有关的症状和体征,直至发展成为典型的艾滋病的一段时间。这时,患者已具备了艾滋病的最基本特点,即细胞免疫缺陷,只是症状较轻而已。主要的临床表现如下:

1.淋巴结肿大

此期最主要的临床表现之一是浅表淋巴结肿大。发生的部位多见于头颈部、腋窝、腹股沟、颈后、耳前、耳后、颌下等。一般至少有两处以上部位,有的多达十几处。肿大的淋巴结对一般治疗无反应,常持续肿大超过 3 个月以上。约30％的患者临床上只有浅表淋巴结肿大,而无其他全身症状。

2.全身症状

患者常有病毒性疾病的全身不适、肌肉疼痛等症状。约50％的患者有疲倦无力及周期性低热,常持续数月。夜间盗汗,1 个月内多于 5 次。约 1/3 的患者体重减轻 10％以上,这种体重减轻不能单纯用发热解释,补充足够的热量也不能控制这种体重减轻。有的患者头痛、抑郁焦虑,有的出现感觉神经末梢病变,可能与病毒侵犯神经系统有关。有的患者可出现反应性精神紊乱。3/4 的患者可出现脾肿大。

3.各种感染

此期除了上述的浅表淋巴结肿大和全身症状外,患者经常出现各种特殊性或复发性的非致命性感染。反复感染会加速病情的发展,使疾病进入典型的艾滋病期。约有半数患者有比较严重的脚癣,通常是单侧的,对局部治疗缺乏有效的反应。患者的腋窝和腹股沟部位常发生葡萄球菌感染大疱性脓疱疮,患者的肛周、生殖器和口腔黏膜常发生尖锐湿疣和寻常疣病毒感染。口唇单纯疱疹和胸部带状疱疹的发生率也较正常人群明显增加。口腔白色念珠菌感染也相当常见,主要表现为口腔黏膜糜烂、充血、有乳酪状覆盖物。

其他常见感染有非链球菌性咽炎、急性和慢性鼻窦炎及肠道寄生虫感染。许多患者大便出现排便次数增多,水样便,带有黏液。这可能与直肠炎症及多种病原微生物对肠道的侵袭有关。此外,口腔可出现毛状白斑,毛状白斑的存在是早期诊断艾滋病的重要线索。

四、典型的艾滋病期

有的学者称其为致死性艾滋病期,是 HIV 感染的最终阶段。此期具有三个基本特点:

(1)严重的细胞免疫缺陷,特别是 $CD4^+ T$ 细胞的严重缺损。

(2)发生各种致命性机会性感染,特别是肺孢子菌肺炎(PCP)。

(3)发生各种恶性肿瘤,尤其是卡波西肉瘤(KS)。

PCP 和 KS 可以单独发生,也可以同时发生。艾滋病患者发生 PCP 的占 64%,同时发生 PCP 和 KS 的占 60%,若同时发生 PCP 和 KS 时,患者往往迅速死亡。近些年来由于结核病又开始严重流行,并发结核病已成为艾滋病死亡的重要原因。艾滋病的终末期,免疫功能全面崩溃,患者出现各种严重的综合征,直至死亡。

五、疑似症状

(1)持续广泛淋巴结肿大,特别是颈、腋和腹股沟淋巴结。淋巴结肿大直径为 1 cm 左右,坚硬、不痛、可移动,时间超过 3 个月。

(2)数周以来不明原因发热和盗汗。

(3)数周以来出现难以解释的严重疲乏。

(4)食欲减退,2 个月内体重减轻超过原体重的 10%。

(5)数周以来出现不明原因的慢性腹泻,呈水样,每日 10 次以上。

(6)气促、干咳数周。

（7）皮肤、口腔出现平坦和隆起的粉红、紫红色大斑点，不痛不痒。

（8）咽、喉部出现白斑。男性阴部出现鳞屑性斑，瘙痒。女性肛门瘙痒，阴道瘙痒，白带多。

（9）头痛、视力减退。

当出现上面三个以上症状又有不洁性接触史时，应及时去医院检查。

在现实生活中，有许多原因能够引起以上症状，不能因为自己的身体有相关症状就断定自己感染了HIV。只有进行科学的HIV抗体检测，才能够得出正确的结论。

第十章　艾滋病的临床诊断及治疗

一、诊断原则

根据《中国艾滋病诊疗指南（2018 版）》，艾滋病的诊断原则为 HIV/AIDS 的诊断需结合流行病学史（包括不安全性生活史、静脉注射毒品史、输入未经 HIV 抗体检测的血液或血液制品、HIV 抗体阳性者所生子女或职业暴露史等）、临床表现和实验室检查等进行综合分析，慎重做出诊断。对于 HIV/AIDS 的诊断，还必须遵循"及早、全面、慎重、咨询、保密"的原则。HIV/AIDS 的诊断是一个十分严肃的问题，绝不可草草从事，必须慎重对待。在实际操作过程中，对于特殊病例如暂不明确，则要及时随访复查，务必做到万无一失。

二、诊断程序

(一)确定检测对象

除了自愿到医疗机构进行检测者外，对于献血者和受血者、器官移植供者、外科手术患者（术前）、孕产妇和部分接受侵入性检查治疗的患者，也应常规接受 HIV 抗体检测。根据美国疾病预防控制中心的建议：所有性病初诊患者和出现新症状的复诊患者，母亲为 HIV 感染者及母亲怀疑为 HIV 感染且还未得到明确检测结果的新生儿，存在"高危行为"的人群，应每年复查 HIV 抗体，建议患者及其新的性伴侣在进行性行为前同时进行检测。

(二)问诊

首先应详细询问求诊者的暴露史、既往病史和人口学资料等流行病学资料，完整问诊包括以下信息：吸毒史、性行为史、性病史、家族史、输血和血液制品史、手术史、个人史、既往史以及全身症状。

(三)体格检查

对于可疑的艾滋病患者，通过问诊收集到有关的流行病学资料和急性感染症状等信息后，应对其进行全面体检。由于艾滋病的临床表现多样化，检查时必须做到从口到肛门、从皮肤表现到脏器病变的全面检查。

(四)实验室检查

常规进行血液 HIV 抗体检测,检测经初筛试验呈阳性者必须进行确认试验。HIV 抗体检测的阳性率受个体差异、病程进展、试剂敏感性和检测方法等许多因素的影响。应采用重复试验或改进更敏感的方法检测。病毒感染人体后一般在 2～6 周后才出现足够量的抗体以供检测,3 个月后 99% 以上的感染者将显示阳性结果,约有 5% 的新感染者要在 2 个月后才出现抗体,应该注意过早检测结果阳性率不高。如果检测结果阴性而本人近期确有高危行为者,则每 3 个月重复检测,一年后如仍呈阴性,一般认为未感染。病情严重的患者或免疫严重缺陷者可能不能查出抗体,需要直接检测 HIV 抗原、病毒基因或病毒颗粒。

其他特殊检查包括细胞因子测定、免疫蛋白测定、各种机会性感染和继发性肿瘤的检测、血液常规及生化检测等。

三、诊断标准

(一)急性期

诊断标准:患者近期内有流行病学史或急性 HIV 感染综合征,HIV 抗体筛查试验阳性和 HIV 补充试验阳性(补充试验的核酸检测需两次 HIV 核酸检测阳性结果)。

(二)无症状期

诊断标准:有流行病学史,结合 HIV 抗体阳性即可诊断。对无明确流行病学史但符合实验室诊断标准的即可诊断。

(三)艾滋病期

诊断标准:成人及 15 岁(含 15 岁)以上青少年,HIV 感染加下述各项中的任何一项,即可诊为艾滋病或者 HIV 感染,而 $CD4^+T$ 淋巴细胞数<200 个/微升,也可诊断为艾滋病。

(1)不明原因的持续不规则发热 38 ℃以上,病程>1 个月;

(2)腹泻(大便次数多于 3 次/日),病程>1 个月;

(3)6 个月之内体重下降 10% 以上;

(4)反复发作的口腔真菌感染;

(5)反复发作的单纯疱疹病毒感染或带状疱疹病毒感染;

(6)肺孢子菌肺炎(PCP);

(7)反复发生的细菌性肺炎;

(8)活动性结核或非结核杆菌感染;

(9)深部真菌感染;

(10)中枢神经系统占位性病变;

(11)中青年人出现痴呆;

(12)活动性巨细胞病毒感染;

(13)弓形虫脑病;

(14)马尔尼菲青霉病;

(15)反复发生的败血症;

(16)皮肤黏膜或内脏的卡波西肉瘤、淋巴瘤。

15 岁以下儿童,符合下列一项者即可诊断:HIV 感染和 CD4$^+$ T 淋巴细胞百分比<25%(12 月龄以下),或<20%(12～36 月龄),或<15%(37～60 月龄),或 CD4$^+$ T 淋巴细胞计数<200 个/微升(5～14 岁);HIV 感染和伴有至少一种儿童艾滋病指征性疾病。

四、窗口期的问题

从 HIV 进入人体到血液中产生足够量的、能用检测方法查出 HIV 抗体之间的这段时期,称为窗口期。在窗口期虽测不到 HIV 抗体,但体内已有 HIV,可以通过 HIV 核酸检测查到,因此处于窗口期的感染者同样具有传染性。

早期的艾滋病研究中提出了艾滋病窗口期为 3 个月的概念,当酶联免疫吸附试验法和双抗体夹心法等艾滋病抗体检测手段出现后,艾滋病窗口期已经缩短到最为保守的艾滋病抗体峰值出现的 6 周。目前随着艾滋病检测技术的不断发展,艾滋病的窗口期可以缩短到 14～21 天。对此,世界卫生组织明确表示艾滋病窗口期为 14～21 天。

五、鉴别诊断

艾滋病需与下列疾病进行鉴别:

(一)其他原因引起的免疫缺陷

除艾滋病外,还有其他免疫缺陷如原发性免疫缺陷病、继发性免疫缺陷病(如皮质激素、化疗、放疗或原先已经存在的严重的蛋白质-热量营养不良引起的继发性免疫缺陷病)。

(二)血液病

由于艾滋病患者有发热、肝脾肿大、淋巴结肿大,个别患者白细胞降低、淋巴细胞减少等表现,因此需要与血液病鉴别。

（三）传染性单核细胞增多症

艾滋病急性感染期的表现很像传染性单核细胞增多症，因此当艾滋病高危人群出现传染性单核细胞增多症的症状时，应立即进行 HIV 抗体或病毒抗原的检测，并进行鉴别。

（四）中枢神经系统疾病

近年来发现艾滋病患者表现为中枢神经系统的症状比较多，如感染、痴呆等，应注意与其他原因引起的中枢神经系统疾病相鉴别。

六、治疗

目前在全世界范围内仍缺乏根治 HIV 感染的有效药物。现阶段的治疗目标是最大限度和持久地降低病毒载量，获得免疫功能重建和维持免疫功能，提高生活质量，降低 HIV 相关的发病率和死亡率。本病的治疗强调综合治疗，包括一般治疗、抗病毒治疗、恢复或改善免疫功能的治疗及机会性感染和恶性肿瘤的治疗。

（一）一般治疗

对 HIV 感染者或艾滋病患者均无须隔离治疗。对无症状 HIV 感染者，仍可保持正常的工作和生活。应根据具体病情进行抗病毒治疗，并密切监测病情的变化。对艾滋病前期或已发展为艾滋病的患者，应根据病情注意休息，给予高热量、多维生素饮食。不能进食者，应静脉输液补充营养。加强支持疗法，包括输血及营养支持疗法，维持水及电解质平衡。

（二）抗病毒治疗

抗病毒治疗是艾滋病治疗的关键。随着采用高效抗逆转录病毒联合疗法（HAART，俗称"鸡尾酒疗法"）的应用，大大提高了抗 HIV 的疗效，显著改善了患者的生活质量和预后。

（1）根据 HIV 复制的周期，可以选择不同药物对 HIV 的复制进行抑制。药物可以作用于病毒复制周期的不同部位，如：

①阻止病毒与细胞表面上的受体相结合；

②抑制病毒逆转录酶活性；

③阻止病毒 DNA 与细胞 DNA 整合；

④抑制病毒 DNA 和 RNA 的转录；

⑤抑制病毒蛋白的成熟和病毒释放。

（2）用于治疗 HIV 感染的药物分类。

①核苷类逆转录酶抑制剂（NRTIs）。HIV 进入淋巴细胞开始复制时，需要一种逆转录酶，核苷类通过阻断逆转录酶的活力以降低病毒复制。药物有齐多夫定、拉米夫定、阿巴卡韦等。

②蛋白酶抑制剂（PIs）。蛋白酶抑制剂作用于病毒蛋白酶，使病毒不能正常装配，从而阻止了 HIV 的复制。药物有洛匹那韦/利托那韦、达芦那韦/考比司他等。

③非核苷类逆转录酶抑制剂（NNRTIs）。NNRTIs 可特异性抑制 HIV 逆转录酶。临床用药如奈韦拉平、依非韦伦等。

④整合酶抑制剂（INSTIs）。INSTIs 抑制逆转录过程，阻断催化病毒 DNA 与宿主染色体 DNA 的整合。临床药物有拉替拉韦、多替拉韦等。

⑤融合酶抑制剂（FIs）。FIs 干扰 HIV 对人细胞的结合、融合和进入。

由于艾滋病是一种慢性病，所以使用抗 HIV 药物后不会立即见效，有的需要几周甚至是几个月才会见效，而且要根据每个人的情况有所不同，一般与用药开始时感染的严重程度有关。在用药过程中一般采用检测 $CD4^+T$ 细胞计数、病毒载量等指标判断治疗效果。

（三）恢复或改善免疫功能的治疗及机会性感染和恶性肿瘤的治疗

免疫调节治疗主要是应用免疫增强剂，希望能部分恢复患者的免疫功能，减缓疾病进展。及时诊断机会性感染及肿瘤，尽早给予有效的治疗，可明显改善预后，延长患者的生命。

七、预后

艾滋病是一种慢性疾病。以前人们认为艾滋病的病死率为 100%，但近年来随着艾滋病抗病毒治疗的广泛开展，艾滋病患者的预后得到了明显改善，患者的生存质量得到了明显提高。

自人类发现艾滋病后，在一段时间内没有治疗本病的有效措施，很多患者在进入艾滋病期后 1~2 年死亡。1987 年第一个治疗艾滋病的药物齐多夫定开始应用于临床，艾滋病患者的生存期有所延长，但患者的预后仍不甚理想。1996 年美籍华裔科学家何大一提出了新的抗 HIV 治疗策略即联合使用多种抗病毒药物来治疗艾滋病，也就是举世闻名的艾滋病鸡尾酒疗法，这一方法一直沿用至今。自从有了鸡尾酒疗法，艾滋病不再被人们认为是一种致死性疾病，目前很多研究显示经过有效抗病毒治疗后免疫功能得到重建的艾滋病患者的病死率与普通慢性疾病接近。因此，目前人类对艾滋病的认识应该是艾滋病是一种可以治疗但目前尚不能完全治愈的慢性疾病。

随着科学的进步,新型药物不断出现,这些药物的出现将进一步优化患者抗病毒治疗方案,从而进一步改善患者的预后。

由于普通民众对艾滋病缺乏相应知识,很多人仍误认为艾滋病是一种没有任何治疗希望的疾病,很多患者确诊艾滋病后就放弃治疗,有些患者家属也因此放弃对患者的救治。这些情况严重影响了艾滋病患者的预后。应该正确看待艾滋病的预后,加大宣传力度,提高艾滋病患者对艾滋病预后的认识,使全社会像看待其他慢性疾病一样来看待艾滋病,让艾滋病患者享受到应有的医疗救治权利。

八、HIV 暴露处理与预防阻断

HIV 暴露分为职业暴露和非职业暴露。

(一)HIV 职业暴露

HIV 职业暴露是指卫生保健人员或人民警察在职业工作中与 HIV 感染者的血液、组织或其他体液等接触而具有感染 HIV 的危险。

1.暴露源及其危险度

确定具有传染性的暴露源包括血液、体液、精液和阴道分泌物。脑脊液、关节液、胸腔积液、腹水、心包积液、羊水也具有传染性,但其引起感染的危险程度尚不明确。粪便、鼻分泌物、唾液、痰液、汗液、泪液、尿液及呕吐物通常认为不具有传染性。

暴露源危险度分为三级。①低传染性:病毒载量水平低、无症状或高 $CD4^+$ T 淋巴细胞水平;②高传染性:病毒载量水平高、AIDS 晚期、原发 HIV 感染、低 $CD4^+$ T 淋巴细胞水平;③暴露源情况不明:暴露源所处的病程阶段不明、暴露源是否为 HIV 感染,以及污染的器械或物品所带的病毒载量不明。

2.职业暴露途径及其危险度

发生职业暴露的途径包括暴露源损伤皮肤(刺伤或割伤等)和暴露源沾染不完整皮肤或黏膜。如暴露源为 HIV 感染者的血液,那么经皮肤损伤暴露感染 HIV 的危险性为 0.3%,经黏膜暴露为 0.09%,经不完整皮肤暴露的危险度尚不明确,一般认为比黏膜暴露低。高危险度暴露因素包括暴露量大、污染器械直接刺破血管、组织损伤深。

3.HIV 职业暴露后局部处理原则

(1)用肥皂液和流动的清水清洗被污染局部;

(2)污染眼部等黏膜时,应用大量等渗氯化钠溶液反复对黏膜进行冲洗;

(3)存在伤口时,应轻柔由近心端向远心端挤压伤处,尽可能挤出损伤处的血液,再用肥皂液和流动的清水冲洗伤口;

(4)用 75% 的酒精或 0.5% 碘附对伤口局部进行消毒、包扎处理。

4.HIV 职业暴露后预防性用药原则

(1)治疗用药方案:首选推荐方案为替诺福韦/恩曲他滨＋拉替拉韦或其他 INSTIs;对合并肾脏功能下降者,可以使用齐多夫定/拉米夫定。

(2)开始治疗用药的时间及疗程:在发生 HIV 暴露后尽可能在最短的时间内(尽可能在 2 小时内)进行预防性用药,最好不超过 24 小时,但即使超过 24 小时,也建议实施预防性用药。用药方案的疗程为连续服用 28 天。

5.HIV 职业暴露后的监测

发生 HIV 职业暴露后立即、4 周、8 周、12 周和 6 个月后检测 HIV 抗体。

6.预防职业暴露的措施

(1)进行可能接触患者血液、体液的诊疗和护理工作时,必须佩戴手套。

(2)在进行有可能发生血液、体液飞溅的诊疗和护理操作过程中,医务人员除需佩戴手套和口罩外,还应带防护眼镜;当有可能发生血液、体液大面积飞溅,有污染操作者身体的可能时,还应穿上具有防渗透性能的隔离服。

(3)医务人员在进行接触患者血液、体液的诊疗和护理操作时,若手部皮肤存在破损时,必须戴双层手套。

(4)使用后的锐器应当直接放入不能刺穿的利器盒内进行安全处置;抽血时建议使用真空采血器,并应用蝶型采血针;禁止对使用后的一次性针头复帽;禁止用手直接接触使用过的针头、刀片等锐器。

(5)公安人员在工作中注意做好自身防护避免被暴露。

(二)非 HIV 职业暴露

非 HIV 职业暴露指除职业暴露外其他个人行为发生的 HIV 暴露。暴露评估及处理原则尤其是阻断用药与职业暴露相似。尤其注意评估后阻断用药是自愿的原则及规范随访,以尽早发现感染者。

(三)暴露前预防(PrEP)

PrEP 的定义:当人面临很高的 HIV 感染风险时,每天服用药物以降低被感染的概率的措施行为。PrEP 可降低高危人群感染 HIV 的风险。成人中,对于不持续使用安全套,可能感染 HIV 的高危人群应进行暴露前预防。

第十一章 艾滋病与性病

一、认识艾滋病与性病的关系

性病是指主要通过性行为传播的一类传染性疾病的总称。我国规定的法定与监测性病包括梅毒、淋病、非淋菌性尿道炎（宫颈炎）、尖锐湿疣、生殖器疱疹、艾滋病等八种。由于艾滋病的危害性大，对公共卫生的影响严重，常将艾滋病单独列出，并称"性病艾滋病"。性病与艾滋病的关系十分密切，感染了性病，可增加感染HIV的危险性，促进其传播。

性传播疾病的主要传播途径是性接触，性接触也是 HIV 感染的重要传播途径。目前全球有 75％的 HIV 感染者是通过性接触传播的，并且艾滋病与几种严重性病的病原体之间还有生物学上的联系。它们有相同的危险因素以及相同的高危人群，应采取相同的预防措施。

性病促进 HIV 的传播。有些性病，例如梅毒、软下疳、生殖器疱疹、腹股沟肉芽肿及性病性淋巴肉芽肿等，可造成生殖器溃疡，由于溃疡造成其表皮或黏膜屏障的完整性受到破坏，使得 HIV 更易于进入或排出，因此有性病感染的患者更容易感染 HIV 或将 HIV 传染给他人，从而又促进了 HIV 的传播。有些无生殖器溃疡的性病，包括衣原体感染、淋病、阴道毛滴虫病及尖锐湿疣等，也可促进 HIV 的传播。

HIV 感染者或艾滋病患者如果同时患有性病，因病毒感染造成机体免疫力下降可使性病的病程延长，病情加重，不易诊断，难于治疗，容易复发。此外，患有性病的 HIV 感染者生殖器皮肤黏膜上的炎症渗出物以及其血液中含有大量的HIV，在性交时使对方感染艾滋病的机会增大。患有性病的 HIV 感染者，通过性传播 HIV 的危险性可比无性病的 HIV 感染者高 3～5 倍，极易通过性生活将 HIV 传播给性伴侣。

艾滋病与性病关系密切，防治性病有利于控制 HIV 感染和防止艾滋病的流行。一些细菌引起的性病是可以治愈的，一些病毒引起的性病虽不能治愈，但可消除病损、控制或减轻其临床症状，减少了 HIV 的传播。因此及时诊断性病、及早治疗和规范用药，有效地治疗性病，既是对性病的有效防治，也是对艾滋病更为有效的预防。

二、我国性传播疾病的控制对策

性病在人群中的快速蔓延已成为威胁人类健康的重要因素,在感染性疾病中性病的发病率已上升到第三位,在某些地区该类疾病甚至排在第一位,性传播疾病已成为一个突出的社会问题。在我国,性传染病、艾滋病严重威胁着人们的健康状况,卫生行政部门对该类疾病非常重视,采取了积极的预防和治疗措施,取得了较为满意的成绩。

(1)发挥党和国家政府领导的作用,积极完善各级政府法制化管理性传染病的规章制度,加强性病、艾滋病的预防和管理措施,制定相应的法律条文规范,在我国全面开展性病、艾滋病防治工作。

(2)性传播疾病与艾滋病的传播关系密切,性病的流行是艾滋病传播的重要因素和强度指标,加强性病的管理对控制艾滋病的流行至关重要。充分利用媒体,采取灵活多样的形式,以宣传性病、艾滋病预防知识,把有关预防知识教给公众。对性病及艾滋病以预防为主,群体预防,提高公众的自我保护能力,是目前预防和控制艾滋病最有效的方法之一。

(3)性病的地区分布显示,东南部沿海地区或大城市传播途径以性传播为主。而目前最安全有效、易为个体接受的预防性病和艾滋病的方法是使用安全套。许多研究表明安全套对易感者的确有保护作用。

(4)从性病的人群分布可看出,吸毒人群中的 HIV 感染率呈上升趋势。我国政府对吸毒问题高度重视,已采取切实可行的措施,开展综合防治工作。

(5)加强采供血及用血单位监督管理,确保血制品的安全。依法对血液制品实施预防性监督监测,未经监测合格不能提供临床使用,严厉打击非法采供血活动,切实杜绝艾滋病、性病等严重传染病通过输血环节危害健康人群。

(6)建立健全艾滋病与性病的监测与服务体系。应加强重点人群的监测工作,通过监测发现感染者,为感染者提供咨询、正确的防治知识和治疗信息,关心和帮助感染者,避免感染者在知情的情况下继续传播病毒,减弱甚至消除他们报复社会的心理,从而控制第三代病例的发生。

第十二章 性与生殖健康教育

一、性与生殖健康知识教育

在高校,性依然是一个极敏感的话题,许多成年人,包括老师、家长不愿意向青少年提供精准的性教育,因为他们觉得公开讨论性很不自在。结果是,学生们无法通过正规渠道获得性知识,而那些来自同伴、影视作品、杂志和网络的一知半解的信息,加上自己的想象,成为他们性知识的主要来源,由此大大增加了他们感染HIV 和其他性传播疾病的危险。有些青少年在懵懵懂懂的情况下发生性行为,又在无保护状态下导致女孩怀孕。她们中有些人去诊所接受非正规的流产手术,导致更大的健康危害。每年都有很多的女孩因这样的手术而蒙受巨大的身心伤害,如感染 HIV,罹患各种生殖系统疾病,甚至直接死在手术台上。尽管现实如此残酷,性与生殖健康教育仍然没有引起广泛关注。要强调的是,讲授性和生殖健康知识不违背社会公认的价值标准,更不等于宽恕、纵容不负责任的性行为。与其让青少年自己去寻找武器,而找到的很可能是虚假、无用,甚至是害人害己的武器,不如让我们教给他们科学的武器,让他们自己保护自己。

因此,有必要通过家庭、学校、社区等多层次的密切合作,在青少年人群中开展性和生殖健康教育。学校是开展该教育最理想的场所。学校有必要进行性与生殖健康教育,向学生提供科学的性与生殖健康知识,有助于他们在面临性行为时做出理智的选择。

(一)生殖器官

性与生殖健康教育最基础的一课,是了解自身的生殖器官构造和功能。人的生殖器是发生性行为的必要条件,所以生殖器官又叫作性器官。

1.男性生殖器官

男性生殖器官分为内、外两部分。外生殖器包括阴茎和阴囊;内生殖器包括睾丸、输精管和附属腺体等。

(1)男性外生殖器(见图 12-1)。

①阴茎。阴茎是男性的性器官。尿道的一部分穿行其中,所以阴茎兼有排尿和生殖功能。阴茎分阴茎根、阴茎体、阴茎头三部分。阴茎根固定于会阴,外表是覆盖着它、阴囊和会阴的皮肤。阴茎体由海绵体组成,勃起时变得长而粗硬。阴茎头的末端膨大为龟头,外有阴茎包皮,前有尿道外口。龟头和阴茎颈(阴茎头后的

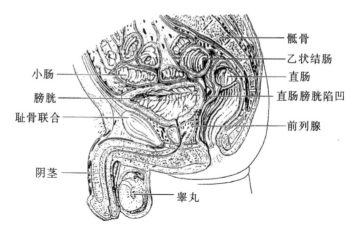

图 12-1　男性外生殖器

较细部位)对性刺激特别敏感,是男性的主要性敏感区。

②阴囊。阴囊是一个由皮肤、肌肉等构成的囊袋状结构,内有两个睾丸。阴囊在神经调节下,随温度变化而伸缩。平时处于收缩状态,表面有大量皱襞。随温度升高而舒展,皱襞消失;随温度下降而收缩并出现皱襞,紧贴睾丸。阴囊内的温度始终维持在 22～26 ℃,保障精子的健康发育。

(2)男性内生殖器。

①睾丸和附睾。睾丸位于阴囊内,左右各一,是男性的主要生殖器官,产生精子,同时分泌雄激素。附睾上接睾丸,下连输精管,是储存精子、使精子成熟、输送精子的管状器官。

②输精管和射精管。输精管是附睾尾的延续,是负责转运精子的通道。它伴随精索进入盆腔,汇合成射精管。射精管平时关闭,性交中伴随性高潮来临而强有力地收缩,将精液通过尿道射入女性阴道内。

③附属腺体。附属腺体包括精囊腺、前列腺、尿道球腺等。它们的分泌物负责提供营养,保障精子的活力,和睾丸产生的精子同时构成精液。

2.女性生殖器官

女性生殖器官也分为两部分,外生殖器位于耻骨联合下缘至肛门间,内生殖器位于盆腔内。

(1)女性外生殖器。女性外生殖器指生殖器官的外露部分,又称外阴,包括阴阜、大阴唇、小阴唇、阴蒂、阴道前庭、前庭大腺、前庭球、尿道口、阴道口和处女膜,如图 12-2 所示。

①阴阜。阴阜即为耻骨联合前面隆起的外阴部分,由皮肤及很厚的脂肪层所构成。皮肤上开始生长阴毛,分布呈尖端向下的三角形。

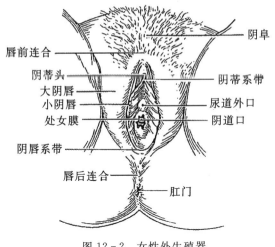

图 12-2　女性外生殖器

②阴唇。大阴唇为外阴两侧靠近两股内侧的一对长圆形隆起的皮肤皱襞。前连阴阜,后连会阴;由阴阜起向下向后伸张开来,前面左、右大阴唇联合成为前联合,后面的两端会合成为后联合,后联合位于肛门前,但不如前联合明显。大阴唇外面长有阴毛。皮下为脂肪组织、弹性纤维及静脉丛,受伤后易成血肿。未婚妇女的两侧大阴唇自然合拢,遮盖阴道口及尿道口。经产妇的大阴唇由于分娩影响而向两侧分开。

小阴唇是一对黏膜皱襞,在大阴唇的内侧,大小、形状、颜色因人而异,个体之间有的差异很大。表面湿润、滑腻。小阴唇左右两侧的上端分叉相互联合,其上方的皮褶称为阴蒂包皮,下方的皮褶称为阴蒂系带,阴蒂就在它们的中间。小阴唇的下端在阴道口底下会合,称为阴唇系带。小阴唇黏膜下有丰富的神经分布,故感觉敏锐。

③阴蒂。阴蒂位于两侧小阴唇之间的顶端,是一个长圆形的小器官,末端为一个圆头,内端与一束薄的勃起组织相连接。勃起组织是一种海绵体组织,有丰富的静脉丛,又有丰富的神经末梢,故感觉敏锐,受伤后易出血。女子的阴蒂相当于男子阴茎的龟头。

④阴道前庭。两侧小阴唇所圈围的菱形区称阴道前庭。其上为阴蒂,下为阴唇系带,两侧为小阴唇。尿道开口在前庭上部。阴道开口在它的下部。此区域内还有尿道腺、前庭球和前庭大腺。

⑤阴道口。阴道口由一个不完全封闭的黏膜遮盖,这黏膜叫处女膜。处女膜中间有一孔或者多孔,经血即由此流出。处女膜孔的大小及膜的厚薄因人而异。处女膜破裂后,残余的处女膜形成了若干乳头状突起,叫处女膜痕。

⑥前庭球。前庭球系一对海绵体组织,又称球海绵体,有勃起性,位于阴道口

两侧。前与阴蒂静脉相连,后接前庭大腺,表面为球海绵体肌所覆盖。

⑦前庭大腺。前庭大腺又称巴氏腺,位于阴道下端、大阴唇后部,也被球海绵体肌所覆盖。它是一边一个如黄豆大小的腺体。它的腺管细长,约为1.5~2厘米,开口于小阴唇下端的内侧,腺管的表皮大部分为鳞状上皮,仅在管的最里端由一层柱状细胞组成。性兴奋时分泌黄白色黏液,起滑润阴道口作用,正常检查时摸不到此腺体。

(2)女性内生殖器。女性内生殖器包括阴道、子宫、输卵管及卵巢,如图12-3和图12-4所示。阴道是经血排出和胎儿自母体娩出的通道,又是性交器官。

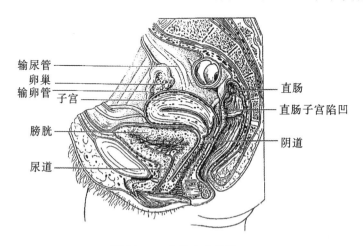

图12-3 女性内生殖器1

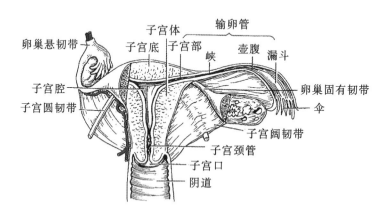

图12-4 女性内生殖器2

①阴道。阴道是连接外阴和子宫的一条线管状肌肉组织。其肌肉内分布着网状微血管,性交时会扩张充血。通常阴道壁是紧闭着的,只有在使用棉条式月经纸

或阴茎插入或者分娩时,才扩张开来。阴道长约 7 厘米,并能在性交时自行伸缩;上端与子宫颈连接。阴道的前面是膀胱,后面是直肠,四周则由坚韧的骨盆和肌肉所保护。除非是阴道受伤或发育不健全,否则阴道不论形状大小都可以进行性交。因此,如果阴道正常,而在进行性交时却有困难,则是由于心理因素所造成的。

②子宫。子宫位于骨盆中,其形状像梨子,正面看呈三角形。子宫是由肌肉组成的呈空腔状的器官,其内壁覆有一层子宫内膜。成年女性的子宫内膜会发生周期性的变化而脱落,伴有出血,即月经来潮。子宫上部为子宫体,下部为子宫颈。子宫颈口呈细条状,子宫体与子宫颈之间较宽而呈空腔状。子宫颈下端连着阴道。子宫平时是紧贴在膀胱上的,与阴道成 90 度角;而当膀胱膨胀时,它就会往后倾斜,这种现象称为子宫后倾。子宫体与输卵管相连接。

③输卵管。输卵管是连于子宫上方的两条细管,它们各自从子宫上端向卵巢伸延而接通卵巢,以便承接由卵巢排出的卵子。输卵管是精子与卵子会合受精的地方,同时管内的分泌物也滋养了将输送到子宫的受精卵。

④卵巢。卵巢左右各一,均呈扁卵圆形。卵巢可形成卵子,属内生殖器,对应雄性体内的睾丸。

(二)青春期的发育

青春期首先发生的是身体变化,主要包括三方面:体格(体型)发育,性器官的成熟,出现第二性征与伴随而来的性功能发育。这些变化是受大脑皮层控制的下丘脑-垂体-性腺轴负责指挥的,也就是神经内分泌系统。

学习青春期发育知识,女性不仅应懂得自己的发育,还应了解男性的发育,反过来男性也是如此。因为只有这样才能知道异性的特点,学会相互尊重,也只有这样才能消除对性的神秘感,以及由此产生的性紧张、性焦虑。

1.男性青春期的身体变化

(1)体格发育。

10~13 岁,男性身高开始出现快速增长,称生长突增,大约比女性要晚 2 年,下肢是最早出现突增的,因此人显得高而瘦,其后出现躯干突增,身材恢复匀称。

11~17 岁,睾丸分泌的雄激素(睾酮)可促使骨骼增粗、变长,同时促使肌肉发育,肌纤维的数量和体积都迅速增加。雄性激素对骨骼肌肉的促进作用在肩膀、胸部表现最明显,使身体变得强壮。

(2)第二性征。

在生长突增后一年左右出现阴毛。最早出现于阴茎根部和耻骨联合处,毛短小而色淡;逐步向下、向两侧发展,形成一个倒三角形,毛变得黑而长;即将进入成年时,继续向下延伸覆盖整个会阴,色黑质硬。

阴毛出现后一年左右出现腋毛,开始出现在腋窝外侧,颜色浅而淡,逐步向腋窝中心和内侧扩展,颜色变深、质变硬。

12~15 岁,开始出现体毛,集中于脸、腋下、阴部、腹部、胸部、胳膊、腿及臀部。正常人间有明显的个体差异,遗传倾向明显。成熟男性体毛遍布身体的所有部位。

胡须通常比腋毛更晚出现,起始于唇颌部,质细而色淡;逐步扩展到整个口周,色黑、质硬、浓密。

喉结几乎和腋毛同时出现,喉部软骨向外突出形成喉结是男性特有的外形标志。

13~15 岁,出现变声。由于雄激素分泌增加,声带因此变得更长更厚,声音由此变得低沉浑厚。变声期间有些男孩声音会出现嘶哑,或变得又高又尖细,使自己难堪,这些变化是短暂、正常的,1~2 年后就会改善。

(3)性器官和性功能的变化。

阴囊和阴茎发育通常始于 13 岁,2 年后发育到成人大小。不同男孩在外生殖器的发育上有很大差异,就个体而言有明显的阶段性表现,据此可分为五期:

一期,青春期发育前,大小随年龄略增长,但总的外观无变化。

二期,阴囊开始增大,颜色开始变红。

三期,阴茎变长、变宽,阴囊继续增大并出现皱褶,开始具有收缩功能。

四期,阴茎的长度、宽度继续增加,阴茎头形成,阴囊色变暗红,皱褶继续增多,并始出现收缩功能。

五期,形状完全同成人。

阴茎勃起始于婴儿期,12~18 岁青春期可能会更频繁出现。男性一生中都会发生自发性阴茎勃起,青春期勃起次数明显增多,无论是否接触到物理性刺激(例如用手抚摸)都有可能发生。

13~17 岁,可出现首次遗精,完全是正常现象,不一定同时存在性刺激(如性幻想),第一次从尿道口排出白色黏稠状精液,约 2~3 mL,有特殊刺鼻气味,干燥后在内裤上形成斑块。这属于正常现象,但不等于完全成熟,是男性性成熟过程的里程碑。其后每隔一段时间均可发生,通常发生于睡梦中,称"梦遗"。

(4)其他变化。

70% 男性青少年青春早期可出现暂时性的乳房发育现象,一侧或双侧乳晕下出现纽扣大硬块,有轻度触痛感,少数甚至乳晕和乳头也轻度发育。这是由激素分泌暂时性不平衡而引起,间隔半年甚至一年自动消退。

11~20 岁期间皮脂腺分泌更活跃,过度旺盛者常导致痤疮(青春痘)出现,多数自青春后期开始消退,少数人可持续到成年期。

2.女性青春期的身体变化

(1)体格发育。

8~12 岁,出现女性生长突增,这是最早的青春期发育表现。表现同男性,也从下肢开始最后为躯干,逐步恢复到身材匀称,比男孩约早 2 年,小学阶段身高通常超过同龄男孩,其后才逐步被超越。

体脂增长在 8～9 岁,身高突增开始时体脂率(是指人体内脂肪重量在人体总重量中所占的比例,它反映人体内脂肪含量的多少)约为 15％;10～11 岁身高突增高峰时,体脂率略减至 13％;13 岁时突增结束,体脂率恢复到 15％;17～19 岁青春期发育即将结束时,体脂率增大至 20％;成人体脂率为 20％～25％。

9～16 岁,体型与青春期发育早晚有关,大体分三型:

早熟型,突增开始早、结束也早,身材相对矮,重心低,体脂率高,女性特征较明显;

中等型,介于早熟、晚熟之间;

晚熟型,突增开始晚、结束也晚,身材相对瘦高,体脂率相对低,体型略偏向男性。

(2)第二性征。

8～13 岁,乳房发育是女性最早的青春期发育表现,和生长突增同时或更早出现。尽管个体之间差异大,但同一个体有明显的阶段表现,可分五期来评价青春期发育:

一期,青春期发育未开始,无腺体组织,外观无变化。

二期,乳晕扩大,颜色变深;出现少量腺体,乳头变高而结实,下有纽扣大硬块,称"蓓蕾状态"。

三期,乳头、乳晕继续扩大,颜色逐渐变深,乳房开始隆起,超过乳晕边缘。

四期,乳房逐步变大、隆起,从侧面可发现乳晕、乳头和乳房都已明显突起。

五期,发育成熟,已达到成人水平。

9～14 岁,出现阴毛发育,比乳房发育晚约 1 年,可分为以下五阶段:

一期,没有阴毛出现。

二期,阴唇周围出现少量、稀疏、略带淡黄色的绒毛状细毛。

三期,范围继续扩大,阴阜(大阴唇上方的隆起部位)出现中等量、卷曲、色深且较粗的阴毛,开始向侧面生长。

四期,阴毛的卷曲度、浓密度已接近成人水平,但耻骨覆盖区域略小于成人。

五期,达到成人水平。

腋毛出现最晚,一般于 12～19 岁,从外侧开始逐步扩展到中央和内侧部,量由少至多,色由淡至深,质由软至硬,个体差异大,受家族、种族遗传影响明显。

(3)性功能的变化。

8～16 岁,女孩出现月经初潮,其后逐步形成月经周期,这是女性性发育的里程碑,但不等于完全成熟。此时卵巢重量只有成年女子的 35％,初潮后身高增速减慢,并逐步停止,体脂累积程度则继续进行。

二、性道德教育

性道德是人们在性生活中应遵守的准则,不仅表现为一定的观念、情感和思想,而且是制约人类性行为、调节性关系的所有行为准则的总和。人们应遵守的性道德主要包括三个方面:一是性道德观念,即指导性行为的思想意识。二是性道德规范,主要依据善和恶、正当和不正当等观念,指导自己的性行为,同时评价他人的性行为。三是性道德情感,即在处理性关系、性行为中应具备的心理情感。

树立正确的性道德观念是养成良好的性道德的思想基础。只有性道德观念正确了,才能明辨是非、区分善恶、懂得美丑,才能知道什么可以做、什么不可以做,才可能养成良好的性道德。树立正确的性道德观念要认识到:爱是奉献而非占有,爱情观要严肃和认真,在性关系方面要自尊和自爱,为对方负责,约束自我,并尽早树立人生目标。

我国青少年从性成熟开始到法律规定的可以实现性行为的年龄之间,有近十年时间。这十年正是人的社会化过程。因此,必须树立正确的性道德观念。青春期树立的性道德观念是终生性道德的基础。

三、建立安全的性行为

人类的性行为更多是为了获得心理及生理上的快感,而不仅仅是为了生殖繁衍。普遍认为理想的性行为模式是:①男女双方身心发育均已成熟;②在双方平等、自愿的基础上,真心相爱、相互忠诚;③性关系正常,注意使用避孕方法;④能做到对性行为可能产生的后果有心理准备,同时能对其承担责任。

当达不到理想的性行为模式时,就要注重安全性行为。安全性行为即指所发生的性行为能显著减少各种性传播疾病、HIV 感染和非意愿性怀孕的发生。为达到该目的,核心措施是减少和性伴侣的体液(包括男性的精液、女性的阴道液、血液和其他体液)接触。需强调此处所指的安全性行为是相对的,只能减少风险而不能完全杜绝。

常用的能使性行为变得较安全的保护性措施,是通过物理作用隔绝性行为时体液接触与交换。正确采取这些措施既能有效减少感染性病、艾滋病的风险,也可以避免怀孕。常用的措施是使用安全套,包括男用安全套、女用安全套等。

四、正确使用安全套

(一)安全套的规格

安全套的规格按开口部直径大小可分为大、中、小、特小等四种型号,开口部直径 35 mm 为大号(周长约 110 mm,宽度 55 mm),33 mm 为中号(周长约 104 mm,

宽度 52 mm),31 mm 为小号(宽度 49 mm),29 mm 为特小号。

安全套的量度标准是将它拉开后摊平,再测量其中段的宽度,欧美等国家主流产品一般是 55 mm,而国内绝大多数产品规格都是 52 mm,亦即圆周 104 mm,即人们平常所说的中号。

许多人不知道安全套还有大小之分,因为安全套生产有一定的公差,且有较大的弹性,标准安全套可以满足绝大多数人的需要。但一小部分人因为生殖器官的个体差异,对安全套大小的需求也不同。安全套过大,性生活时精液容易溢出,从而降低了避孕效能,且增加传染性病的可能性。另外,安全套过大也会影响性生活的感觉,挫伤男性的自信心。而如果经常使用过于紧窄的安全套,会令生殖器出现缺血和血液循环不良,阴茎组织和神经缺氧,进而使海绵体受创,严重者会产生阴茎海绵体硬结症,导致性无能。

(二)安全套的类型

按照厚度,安全套可分为普通型、薄型、超薄型。所谓厚度,指的是安全套的单层壁厚,一般为 0.04~0.07 mm,最薄的仅为 0.01 mm。

安全套的形状为圆柱形,具体可分:①普通型(光面或平面型),其顶端有储精囊,体部平滑;②尖端膨大型;③紧缩型,在安全套的体部制成 1~4 个较窄段。

从对安全套体部胶膜的表面加工来看,有颗粒型、螺纹型之分。颗粒型又有大小颗粒之分,螺纹型还称环纹型。这种加工处理的安全套或多或少可以增加对阴道壁的刺激,提高性生活质量。以上两种类型的安全套常常被称为异型安全套。

润滑型安全套根据润滑剂的不同,有硅油型安全套和水溶性安全套之分。初期生产的橡胶安全套均无润滑剂,使用时由于过分干涩常引起套膜破裂或损伤阴道黏膜,美国人最先在安全套上涂抹甘油和乙二醇等润滑剂,1960 年开始使用硅油。我国早年生产的安全套以滑石粉作润滑隔离剂,因滑石粉常导致慢性宫颈炎及皮肤过敏症而被淘汰。从 20 世纪 80 年代起,我国开始使用二甲基硅油润滑剂,它不仅具有润滑作用,而且无任何刺激性,既卫生又适用。近年来我国市场上又出现了水溶性润滑剂的安全套。

彩色安全套:用乳胶浸渍而成的安全套应呈透明无色或淡乳白色。目前我国市场上也有彩色安全套销售。彩色安全套的问世,一方面是为了改善一些人对安全套的反感心理,另一方面也是为了增加吸引力。人们可根据对颜色的偏爱或当时的心境情绪,选择使用不同颜色的安全套。

香型安全套:在我国,这是自 20 世纪 90 年代初起推出的添加了各种香料的一种安全套。添加的香料类型有玫瑰香型、桂花香型等。

药物型安全套:这是因为在安全套上添加了壬苯醇醚杀精剂、消炎药、性兴奋延缓剂、助勃剂等而称为双保险型、药物型、延缓型的安全套,被统称为药物型安全套。

根据密封包装材料的不同,安全套分为简装和精装安全套。简装安全套是用塑料薄膜包装的,此种包装密封性和避光性都较差;精装安全套是用双面或单面铝箔包装的,此种包装避光性和密封性能都比较理想。

根据使用的主体不同,安全套分为男用安全套、女用安全套。与男用安全套不同,女用安全套的两端分别有一个易弯曲的环:内环完全封闭,使用时将其紧贴地延伸至阴道的末端;而外环在性交过程中始终置于阴道口外部。

根据不同的性取向及特殊的爱好,还有两款另类安全套:一款是适用于同性恋人群的专用套;另一款是"口用"安全套——女生口交套。

同性恋安全套主要是针对男性同性恋性行为的特点,提高了产品的拉伸强度(超过普通套150%,超强加厚套身),没有储精囊,套身本身不带润滑剂,而是每只安全套配有专用润滑剂。当然这种安全套也不局限于男性同性恋者之间。

"口用"安全套形状大小也与普通安全套没有太大区别,也是少了前端的储精囊,同样少了普通安全套上附着的润滑剂,而是添加了食用香精,目前已经开发出了香蕉、草莓、哈密瓜、水蜜桃等多种香型的"口用"安全套。

(三)安全套的用法

1.男用安全套的使用方法(见图12-5)

(1)每次性行为前,必须用一个新的胶质安全套;必须在性交开始前阴茎勃起后戴上。

(2)小心撕开独立密封的包装袋,避免用剪刀一类的利器。

(3)用手指捏住安全套前端,把空气挤出,再套在勃起的阴茎上。

(4)保留安全套前端的空间。

(5)保证安全套套住整个阴茎。

(6)如果需要,应选用水质润滑剂,油质润滑剂(如甘油、凡士林)会导致安全套破裂。

(7)射精后,趁阴茎仍然勃起,应紧握着安全套边缘把阴茎抽出。

(8)切勿把安全套长期放在钱包内或接近热源的地方。

图12-5 男用安全套的使用方法

2.女用安全套的具体使用方法(见图 12-6)

(1)开口环与内环:开口环将完全保护阴道口,内环用来固定其在阴道内的位置。

(2)如何拿套:用拇指和中指捏住内环,将食指抵住套底,或紧捏内环即可。

(3)如何置入:选择一种舒服的方式(躺下或双腿分开坐着),捏紧内环,将套送入阴道内,越深越好,直至感觉已到正确位置即可。注意:它不会因进入太深而造成伤害。

(4)确保位置正确:应确保安全套主体未被扭曲,而且开口环始终置于阴道口外端。

(5)如何取出:为避免精液倒流,请在起身前取出安全套。取出时捏紧并旋转开口环的同时缓缓地将安全套拉出。

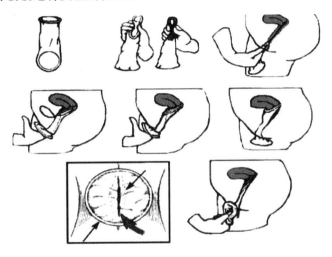

图 12-6　女用安全套的使用方法

(四)安全套的选购

1.包装

优质名牌安全套为了维护其名牌产品的形象,而尽量以比较含蓄或中性的面貌出现。劣质安全套为吸引消费者的注意,它们往往会采用一些非常煽情甚至淫秽的包装设计。

优质名牌安全套包装印刷精美、清晰;劣质安全套在包装设计上过分"节约",外包装盒或是纸质低劣,或是印刷模糊。

优质名牌安全套外包装至少应包括安全套规格,内装安全套数量,安全套的标称宽度,制造商、批发或销售商的名称,有效日期,制造厂的备查参考标志,贮存指南,安全套型号等;劣质安全套的外包装上上述信息或者没有,或者不全。

2.保质期

有的人以为安全套像食品一样越新鲜越好,其实不然。刚生产出来的安全套经过添加润滑剂后保存在密封包装内,此时乳胶的化学特性决定了它的弹性和质感比较差。一般经过半年到一年的存放之后,乳胶的化学键部分断裂,并与润滑剂发生一定程度上的物理或化学反应,此时的安全套无论在质感上或弹性上均达到最佳状态。一般来说,出厂一年到两年的安全套最适合使用,三年以上的安全套容易发脆,质感也变得略发涩,同时内部添加的润滑剂被乳胶吸收得差不多了,润滑效果大打折扣。

3.品质

优质安全套呈现乳白色或略带淡黄(有色的安全套除外);质地均匀;有较强的弹性和柔软性,有超强的韧性和延展性,无变脆、变黄;在拉伸回弹后无变形。

4.谨慎选用情趣安全套

由于情趣安全套添加了其他的物质,更容易变脆老化。同时其中添加的物质也可能造成使用者过敏。带花纹、螺纹等有附加物的安全套,相对而言比较容易破裂。

谨慎选用双保险安全套,它们大都通过添加某种杀精剂,能有效降低意外受孕的危险,但它也刺激并损害黏膜,增加感染的概率,并不十分保险。

5.价格

不同品牌、种类的安全套价格也不同,其中杜蕾斯价格较贵,杰士邦稍便宜,国产优秀品牌价格大概是杜蕾斯的一半。

(五)使用安全套的好处

(1)安全套可以有效防止性病及艾滋病传播。

(2)没有药具的多种毒副作用,避孕效果好。

(3)安全套有不同的造型、颜色、香味、材质及尺寸,使性爱更有趣。

(4)辅助治疗某些男子性功能障碍:男子早泄采用安全套,可降低龟头的局部兴奋性,有助于延长性交的时间。

(5)安全套为女性提供更安全的保护,阻断包皮垢与子宫颈的接触,降低患子宫颈癌的概率。

(6)使用安全套清爽,免除清理的麻烦,可使性爱过程更干净。

(7)只有性交时应用,不易忘却,用后即弃,方便卫生。

(8)安全套多数涂有润滑剂,性交时不会感到干涩。遇到阴道分泌物少的女性时,还可加抹润滑剂增加滑润的程度。

(9)有个别女性对精液过敏,性交时采用安全套可防止发生过敏反应。

另外,女用安全套还具有一些男用安全套所不具备的优点。首先,女用安全套能够深入阴道深处并且与阴道完全贴合,能更好地达到避孕效果。其次,女用安全套可以大面积地覆盖阴道,更有效地防止性病、艾滋病的传播。最后,由于女用安全套需要在性交前置入,避免中途戴套时暂停性交,因此对性快感的影响明显小于男用安全套。

第十三章 反对歧视,支持和关爱艾滋病患者

歧视是指一个人或一个群体受到另一个人或另一个群体所持有的偏见,由此产生的内心的"耻辱感"和由此表现出的不平等、不公平态度、行为。迄今为止,仍有相当多的人对 HIV 感染者和艾滋病患者持错误的认知和态度,使这部分本来就处于艰难环境的人得不到同情、理解、关怀和帮助,相反却备受冷遇、反感、厌恶、孤立和敌视,失去尊严和隐私,甚至失去生存、生活条件。HIV 感染者和艾滋病患者是疾病的受害者,社会和家庭应为他们营造一个友善、理解、健康的生活和工作环境。

为加强艾滋病防治工作,维护正常经济社会秩序,遏制艾滋病流行蔓延,我国已在立法、司法、政策方面,就反对歧视艾滋病相关人员问题形成基本完善的体系。国务院颁布的《艾滋病防治条例》明确规定:"任何单位和个人不得歧视艾滋病病毒感染者、艾滋病病人及其家属。艾滋病病毒感染者、艾滋病病人及其家属享有的婚姻、就业、就医、入学等合法权益受法律保护。"我国政府还出台了预防艾滋病"四免一关怀"政策,为 HIV 感染者和艾滋病患者及家人提供医疗服务、社会和家庭综合关怀与支持。通过加强全民宣教,普及艾滋病相关知识,消除公众对艾滋病的恐惧感,是防止对 HIV 感染者、艾滋病患者及其家属采取歧视行为的关键。

反对歧视,支持和关爱艾滋病患者有利于帮助 HIV 感染者和艾滋病患者改善日益恶化的健康状况,帮助他们在不受歧视的环境中生活,提高生活信心与质量;帮助他们维持基本的生活水平,促进其对社会生活的适应性与能动性;给予心理、情感上的支持,使其能融入正常的生活;帮助他们获得预防和治疗艾滋病的有关知识,提高自我照料与治疗的信心与技能。同时,通过社会环境的改善,有效地减少歧视,减轻 HIV 感染者和艾滋病患者的报复心理,有利于社会稳定和经济发展。

艾滋病关爱支持工作是全社会整体利益的需要,要靠全社会共同参与、多部门共同实施。在工作层面上主要以医疗机构、社区和家庭为基础开展,同时还应包括 HIV 感染者和艾滋病患者自身的自我关怀。HIV 感染者和艾滋病患者应该正视自己已被感染的事实,同时认识到,只要保持乐观的情绪,生存时间的长短在很大程度上是可以自己把握的,因此应正确地对待这种疾病和享受生活,学会与艾滋病病毒共同生存。

第三部分

相关法规

学校结核病防控工作规范(2017版)

为加强学校结核病预防控制工作,有效防范学校结核病疫情的传播流行,确保广大师生身体健康与生命安全,依据《中华人民共和国传染病防治法》《学校卫生工作条例》《突发公共卫生事件应急条例》和《结核病防治管理办法》等法律法规和规范性文件,特制定本规范。

本规范所指的学校包括普通中小学、中等职业学校、普通高等学校、特殊教育学校和托幼机构等。

一、学校结核病常规预防控制措施

学校结核病常规防控工作是预防学校结核病疫情发生的基础。卫生计生和教育行政部门应当依法履行相应职责,遵循属地管理原则,建立联防联控工作机制,每年召开部门间沟通协调会,制定日常防控工作计划,督促各项防控措施的落实。

(一)健康体检。学校按有关规定将结核病检查项目作为新生入学体检和教职员工常规体检的必查项目(新生入学和教职员工常规体检结核病检查方案见附件1),由具备资质的体检机构进行学校师生健康体检,并将体检结果纳入学生和教职员工的健康档案。疾病预防控制机构为学校师生健康体检提供技术支持和指导。对发现的疑似肺结核病例,体检机构要及时反馈给学校,由学校告知学生(或家长)到当地结核病定点医疗机构检查确诊并跟踪了解诊断结果。

(二)健康教育。学校通过健康教育课、主题班会、专题讲座,以及校园内传统媒介或新媒体等多种形式,向在校学生和教职员工广泛宣传结核病防治的核心知识(学校结核病健康教育宣传核心知识见附件2),提高师生对结核病的认知水平,增强自我防护意识,减少对结核病患者的歧视。疾病预防控制机构提供技术支持和指导,协助学校开展工作。

(三)学校环境卫生。学校应当按照《国家学校体育卫生条件试行基本标准》、《农村寄宿制学校生活卫生设施建设与管理规范》等涉及学校卫生的相关规范和标准要求,保障学生学习和生活的人均使用面积;加强教室、宿舍、图书馆等人群聚集场所的通风换气,保持室内空气流通;做好校园环境的清扫保洁,消除卫生死角。

(四)监测与报告。

1.晨检工作。中小学校应当由班主任或班级卫生员落实晨检工作,重点了解每名学生是否有咳嗽、咳痰、咯血或血痰、发热、盗汗等肺结核可疑症状。发现肺结核可疑症状者后,应当及时报告学校卫生(保健)室。

2.因病缺勤病因追查及登记制度。班主任(或辅导员)应当及时了解因病缺勤学生的患病情况和可能原因。如怀疑为肺结核,应当及时报告学校卫生(保健)室或校医院,并由学校卫生(保健)室或校医院追踪了解学生的诊断和治疗情况。

3.病例报告。对学校发现的肺结核疑似病例或确诊病例,按照《学校和托幼机构传染病疫情报告工作规范(试行)》的要求,由学校疫情报告人立即向属地疾病预防控制机构和教育行政部门报告。

4.疫情监测。各级疾病预防控制机构要开展学校肺结核疫情的主动监测、舆情监测和汇总分析。对监测发现的学生(或教职员工)肺结核或疑似肺结核病例报告信息,应当及时组织人员进行调查核实,将结果反馈给学校。

二、学校结核病散发疫情的防控措施

学校结核病散发疫情是指在学校内发现结核病确诊病例,但尚未构成结核病突发公共卫生事件。卫生计生和教育行政部门要共同做好结核病散发疫情的处置工作,协调解决疫情应对和处置工作中出现的问题,确保工作有效开展。各相关单位和机构应当在强化各项常规预防控制措施的同时,采取以病例管理和密切接触者筛查为主的防控措施,严防结核病在校园内传播蔓延。

(一)及时确诊并报告。

1.各级各类医疗机构的临床医生,对就诊的学生及教职员工肺结核疑似患者或已确诊患者,必须按照《传染病信息报告管理规范》要求规范地填写传染病报告卡,尤其是在患者的工作单位栏中要详细、准确地填写患者所在学校及班级名称,在24小时内进行网络报告。非结核病定点医疗机构应当按《结核病防治管理办法》要求将患者转诊到结核病定点医疗机构。

2.结核病定点医疗机构对学校师生中因症就诊或转诊的肺结核可疑症状者要详细询问病史和临床表现等,按照肺结核的诊疗规范进行胸部 X 光片检查、痰菌实验室检查,按照肺结核诊断标准作出明确诊断。确诊的学校肺结核患者应当及时在结核病管理信息系统中进行登记。

3.同一学校同一学期发现 2 例及以下患者,疾病预防控制机构应当及时向患者所在学校反馈;发现 3 例及以上有流行病学关联的患者时,应当向同级卫生计生行政部门、上级疾病预防控制机构和学校报告、反馈。

(二)患者密切接触者筛查。

1.疾病预防控制机构一旦发现确诊病例,应当及时组织开展病例所在学校师生密切接触者的筛查工作(密切接触者筛查及处理方案见附件3)。

2.学校应当积极配合筛查工作,要密切关注与确诊病例同班级、同宿舍学生及授课教师的健康状况,宣传并要求学生进行自我观察,一旦出现咳嗽、咳痰等肺结核可疑症状,应当及时就诊。

3.对接受预防性治疗的在校学生,校医或班主任应当在疾病预防控制机构的指导下督促其按时服药、定期到结核病定点医疗机构随访复查。

(三)治疗管理。

1.结核病定点医疗机构对确诊病例提供规范抗结核病治疗。对休学在家的病例,居住地的疾病预防控制机构应当组织落实治疗期间的规范管理;对在校治疗的病例,学校所在地的疾病预防控制机构应当与学校共同组织落实治疗期间的规范管理,校医或班主任应当协助医疗卫生机构督促患者按时服药并定期复查。

2.疾病预防控制机构要指导学校做好疑似病例的隔离工作。疑似病例确诊后,学校应当及时登记,掌握后续治疗和转归情况,对不需休学的学生,应当安排好其在校期间的生活及学习。

(四)休复学管理。

1.结核病定点医疗机构的医生,对符合下述病情条件之一的学生病例,应当开具休学诊断证明。根据休学诊断证明,学校对患肺结核的学生采取休学管理。

(1)菌阳肺结核患者(包括涂片阳性和/或培养阳性患者);

(2)胸部 X 光片显示肺部病灶范围广泛和/或伴有空洞的菌阴肺结核患者;

(3)具有明显的肺结核症状;

(4)结核病定点医疗机构建议休学的其他情况。

2.患者经过规范治疗,病情好转,根据下列条件结核病定点医疗机构的医生可开具复学诊断证明,建议复学,并注明后续治疗管理措施和要求。学校凭复学诊断证明为学生办理复学手续并督促学生落实后续治疗管理措施。

(1)菌阳肺结核患者以及重症菌阴肺结核患者(包括有空洞/大片干酪状坏死病灶/粟粒性肺结核等)经过规范治疗完成全疗程,初治、复治、耐多药患者分别达到其治愈或治疗成功的标准。

(2)菌阴肺结核患者经过 2 个月的规范治疗后,症状减轻或消失,胸部 X 光片病灶明显吸收,后续 2 次痰涂片检查均阴性,并且至少一次痰培养检查为阴性(每次痰涂片检查的间隔时间至少满 1 个月)。

3.对教职员工肺结核患者的休、复课管理,可参照学生休、复学管理要求执行。

三、学校结核病突发公共卫生事件的应急处置

一所学校在同一学期内发生 10 例及以上有流行病学关联的结核病病例,或出现结核病死亡病例时,学校所在地的县级卫生计生行政部门应当根据现场调查和公共卫生风险评估结果,判断是否构成突发公共卫生事件。县级以上卫生计生行政部门也可根据防控工作实际,按照规定工作程序直接确定事件。学校结核病突发公共卫生事件应当在政府的领导下,严格按照《突发公共卫生事件应急条例》及相关预案的要求,积极开展应急处置工作,落实各项应急响应措施,最大限度地减轻疫情的危害和影响。

（一）事件核实与上报。卫生计生行政部门会同教育行政部门及时对学校结核病突发公共卫生事件进行调查与核实，并组织专家进行风险评估。如确认发生突发公共卫生事件，应当按照《国家突发公共卫生事件应急预案》等规定，确定事件级别。卫生计生行政部门应当在事件确认后2小时内向上级卫生计生行政部门和同级政府报告，并告知同级教育行政部门。

（二）现场流行病学调查和密切接触者筛查。在学校的支持配合下，疾病预防控制机构应当及时开展现场流行病学调查和密切接触者筛查工作，根据疫情情况合理确定筛查范围。对密切接触者中初次筛查结核菌素皮肤试验非强阳性者，应当在2~3个月后再次进行结核菌素皮肤试验筛查，以便早期发现初次筛查时仍处于窗口期的新近感染者。

（三）健康教育与心理疏导。学校应当在医疗卫生机构的指导和协助下，强化开展全校师生及学生家长结核病防治知识的健康教育和心理疏导工作，及时消除其恐慌心理。

（四）校园环境卫生保障。学校应当加强公共场所通风、改善学校环境卫生，并在疾病预防控制机构的指导下做好相关场所的消毒工作。

（五）事件评估。卫生计生和教育行政部门应当及时了解医疗卫生机构和学校各项应急响应措施的落实情况，对应急处置情况组织开展综合评估，包括事件的危害程度、发展趋势、所采取的措施及效果等。

四、监督与管理

卫生计生和教育行政部门应当定期联合组织督导检查，将学校结核病防控工作作为对学校和医疗卫生机构年度考核的重要内容。对未按照有关法律、法规和规范等要求落实各项防控措施的单位和个人责令改正，对报告不及时、疫情处置不力等原因造成疫情扩散的单位和个人进行问责，构成犯罪的，依法追究刑事责任。

附件：1.新生入学和教职员工常规体检结核病检查方案
　　　 2.学校结核病健康教育宣传核心知识
　　　 3.密切接触者筛查及处理方案

附件1

新生入学和教职员工常规体检结核病检查方案

一、幼儿园、小学及非寄宿制初中入园（入学）新生体检应当询问肺结核密切接触史和肺结核可疑症状，对有肺结核密切接触史者开展结核菌素皮肤试验。

二、高中和寄宿制初中的入学新生应当进行肺结核可疑症状筛查和结核菌素皮肤试验；对肺结核可疑症状者和结核菌素皮肤试验强阳性者需要进行胸部X光片检查。

三、大学入学新生采用肺结核可疑症状筛查和胸部 X 光片检查,重点地区和重点学校也可同时开展结核菌素皮肤试验。

四、教职员工健康体检中应包括胸部 X 光片检查。

对肺结核可疑症状者,或结核菌素皮肤试验强阳性者,或胸部 X 光片检查异常者需到结核病定点医疗机构接受进一步检查。

附件2

学校结核病健康教育宣传核心知识

一、肺结核是长期严重危害人民群众身体健康的慢性传染病。

二、肺结核主要通过呼吸道传播,人人都有可能被感染。

三、咳嗽、咳痰 2 周以上,应当怀疑得了肺结核,要及时就诊。

四、不随地吐痰,咳嗽、打喷嚏时掩口鼻,戴口罩可以减少肺结核的传播。

五、规范全程治疗,绝大多数患者可以治愈,还可避免传染他人。

六、出现肺结核可疑症状或被诊断为肺结核后,应当主动向学校报告,不隐瞒病情、不带病上课。

七、养成勤开窗通风的习惯。

八、保证充足的睡眠,合理膳食,加强体育锻炼,提高抵御疾病的能力。

附件3

密切接触者筛查及处理方案

一、筛查范围判定

肺结核病例的密切接触者是指与肺结核病例直接接触的人员,主要包括同班师生、同宿舍同学。如果在同班、同宿舍师生筛查中新发现了 1 例及以上肺结核病例,需将密切接触者筛查范围扩大至与病例同一教学楼和宿舍楼楼层的师生;同时,根据现场情况判定,也可适当扩大筛查范围。另外,要对与病例密切接触的家庭成员进行筛查。

二、筛查方法

15 岁及以上的密切接触者,必须同时进行症状筛查、结核菌素皮肤试验和胸部 X 光片检查,以便早期发现感染者和肺结核患者。

15 岁以下的密切接触者,应当先进行肺结核症状筛查和结核菌素皮肤试验,对肺结核可疑症状者以及结核菌素皮肤试验强阳性者开展胸部 X 光片检查。

对肺结核可疑症状者、结核菌素皮肤试验强阳性者、胸部 X 光片异常者应当收集 3 份痰标本进行痰涂片和痰培养检查,培养阳性菌株进行菌种鉴定和药物敏感性试验。

三、筛查后处理

对筛查发现的疑似肺结核患者转到属地的结核病定点医疗机构进一步检查确诊。

对密切接触者,要加强卫生宣教和随访观察。随访观察期间一旦出现肺结核的可疑症状,应当及时到结核病定点医疗机构就诊检查。

对筛查发现的胸部 X 光片未见异常并且排除活动性肺结核,但结核菌素皮肤试验强阳性的密切接触者,在其知情、自愿的基础上可对其进行预防性服药干预;拒绝接受预防性服药干预者应在首次筛查后 3 月末、6 月末、12 月末到结核病定点医疗机构各进行一次胸部 X 光片检查。

艾滋病防治条例

（《艾滋病防治条例》经 2006 年 1 月 18 日国务院第 122 次常务会议通过，自 2006 年 3 月 1 日起施行。2019 年 3 月 2 日国务院总理李克强签署国务院令，公布《国务院关于修改部分行政法规的决定》，自公布之日起施行。）

第一章 总 则

第一条 为了预防、控制艾滋病的发生与流行，保障人体健康和公共卫生，根据传染病防治法，制定本条例。

第二条 艾滋病防治工作坚持预防为主、防治结合的方针，建立政府组织领导、部门各负其责、全社会共同参与的机制，加强宣传教育，采取行为干预和关怀救助等措施，实行综合防治。

第三条 任何单位和个人不得歧视艾滋病病毒感染者、艾滋病病人及其家属。艾滋病病毒感染者、艾滋病病人及其家属享有的婚姻、就业、就医、入学等合法权益受法律保护。

第四条 县级以上人民政府统一领导艾滋病防治工作，建立健全艾滋病防治工作协调机制和工作责任制，对有关部门承担的艾滋病防治工作进行考核、监督。

县级以上人民政府有关部门按照职责分工负责艾滋病防治及其监督管理工作。

第五条 国务院卫生主管部门会同国务院其他有关部门制定国家艾滋病防治规划；县级以上地方人民政府依照本条例规定和国家艾滋病防治规划，制定并组织实施本行政区域的艾滋病防治行动计划。

第六条 国家鼓励和支持工会、共产主义青年团、妇女联合会、红十字会等团体协助各级人民政府开展艾滋病防治工作。

居民委员会和村民委员会应当协助地方各级人民政府和政府有关部门开展有关艾滋病防治的法律、法规、政策和知识的宣传教育，发展有关艾滋病防治的公益事业，做好艾滋病防治工作。

第七条 各级人民政府和政府有关部门应当采取措施，鼓励和支持有关组织和个人依照本条例规定以及国家艾滋病防治规划和艾滋病防治行动计划的要求，参与艾滋病防治工作，对艾滋病防治工作提供捐赠，对有易感染艾滋病病毒危险行为的人群进行行为干预，对艾滋病病毒感染者、艾滋病病人及其家属提供关怀和救助。

第八条 国家鼓励和支持开展与艾滋病预防、诊断、治疗等有关的科学研究，提高艾滋病防治的科学技术水平;鼓励和支持开展传统医药以及传统医药与现代医药相结合防治艾滋病的临床治疗与研究。

国家鼓励和支持开展艾滋病防治工作的国际合作与交流。

第九条　县级以上人民政府和政府有关部门对在艾滋病防治工作中做出显著成绩和贡献的单位和个人,给予表彰和奖励。

对因参与艾滋病防治工作或者因执行公务感染艾滋病病毒,以及因此致病、丧失劳动能力或者死亡的人员,按照有关规定给予补助、抚恤。

第二章　宣传教育

第十条　地方各级人民政府和政府有关部门应当组织开展艾滋病防治以及关怀和不歧视艾滋病病毒感染者、艾滋病病人及其家属的宣传教育,提倡健康文明的生活方式,营造良好的艾滋病防治的社会环境。

第十一条　地方各级人民政府和政府有关部门应当在车站、码头、机场、公园等公共场所以及旅客列车和从事旅客运输的船舶等公共交通工具显著位置,设置固定的艾滋病防治广告牌或者张贴艾滋病防治公益广告,组织发放艾滋病防治宣传材料。

第十二条　县级以上人民政府卫生主管部门应当加强艾滋病防治的宣传教育工作,对有关部门、组织和个人开展艾滋病防治的宣传教育工作提供技术支持。

医疗卫生机构应当组织工作人员学习有关艾滋病防治的法律、法规、政策和知识;医务人员在开展艾滋病、性病等相关疾病咨询、诊断和治疗过程中,应当对就诊者进行艾滋病防治的宣传教育。

第十三条　县级以上人民政府教育主管部门应当指导、督促高等院校、中等职业学校和普通中学将艾滋病防治知识纳入有关课程,开展有关课外教育活动。

高等院校、中等职业学校和普通中学应当组织学生学习艾滋病防治知识。

第十四条　县级以上人民政府卫生主管部门应当利用计划生育宣传和技术服务网络,组织开展艾滋病防治的宣传教育。

计划生育技术服务机构向育龄人群提供计划生育技术服务和生殖健康服务时,应当开展艾滋病防治的宣传教育。

第十五条　县级以上人民政府有关部门和从事劳务中介服务的机构,应当对进城务工人员加强艾滋病防治的宣传教育。

第十六条　出入境检验检疫机构应当在出入境口岸加强艾滋病防治的宣传教育工作,对出入境人员有针对性地提供艾滋病防治咨询和指导。

第十七条　国家鼓励和支持妇女联合会、红十字会开展艾滋病防治的宣传教育,将艾滋病防治的宣传教育纳入妇女儿童工作内容,提高妇女预防艾滋病的意识和能力,组织红十字会会员和红十字会志愿者开展艾滋病防治的宣传教育。

第十八条　地方各级人民政府和政府有关部门应当采取措施,鼓励和支持有关组织和个人对有易感染艾滋病病毒危险行为的人群开展艾滋病防治的咨询、指导和宣传教育。

第十九条　广播、电视、报刊、互联网等新闻媒体应当开展艾滋病防治的公益宣传。

第二十条　机关、团体、企业事业单位、个体经济组织应当组织本单位从业人员学习有关艾滋病防治的法律、法规、政策和知识，支持本单位从业人员参与艾滋病防治的宣传教育活动。

第二十一条　县级以上地方人民政府应当在医疗卫生机构开通艾滋病防治咨询服务电话，向公众提供艾滋病防治咨询服务和指导。

第三章　预防与控制

第二十二条　国家建立健全艾滋病监测网络。

国务院卫生主管部门制定国家艾滋病监测规划和方案。省、自治区、直辖市人民政府卫生主管部门根据国家艾滋病监测规划和方案，制定本行政区域的艾滋病监测计划和工作方案，组织开展艾滋病监测和专题调查，掌握艾滋病疫情变化情况和流行趋势。

疾病预防控制机构负责对艾滋病发生、流行以及影响其发生、流行的因素开展监测活动。

出入境检验检疫机构负责对出入境人员进行艾滋病监测，并将监测结果及时向卫生主管部门报告。

第二十三条　国家实行艾滋病自愿咨询和自愿检测制度。

县级以上地方人民政府卫生主管部门指定的医疗卫生机构，应当按照国务院卫生主管部门会同国务院其他有关部门制定的艾滋病自愿咨询和检测办法，为自愿接受艾滋病咨询、检测的人员免费提供咨询和初筛检测。

第二十四条　国务院卫生主管部门会同国务院其他有关部门根据预防、控制艾滋病的需要，可以规定应当进行艾滋病检测的情形。

第二十五条　省级以上人民政府卫生主管部门根据医疗卫生机构布局和艾滋病流行情况，按照国家有关规定确定承担艾滋病检测工作的实验室。

国家出入境检验检疫机构按照国务院卫生主管部门规定的标准和规范，确定承担出入境人员艾滋病检测工作的实验室。

第二十六条　县级以上地方人民政府和政府有关部门应当依照本条例规定，根据本行政区域艾滋病的流行情况，制定措施，鼓励和支持居民委员会、村民委员会以及其他有关组织和个人推广预防艾滋病的行为干预措施，帮助有易感染艾滋病病毒危险行为的人群改变行为。

有关组织和个人对有易感染艾滋病病毒危险行为的人群实施行为干预措施，应当符合本条例的规定以及国家艾滋病防治规划和艾滋病防治行动计划的要求。

第二十七条 县级以上人民政府应当建立艾滋病防治工作与禁毒工作的协调机制,组织有关部门落实针对吸毒人群的艾滋病防治措施。

省、自治区、直辖市人民政府卫生、公安和药品监督管理部门应当互相配合,根据本行政区域艾滋病流行和吸毒者的情况,积极稳妥地开展对吸毒成瘾者的药物维持治疗工作,并有计划地实施其他干预措施。

第二十八条 县级以上人民政府卫生、市场监督管理、药品监督管理、广播电视等部门应当组织推广使用安全套,建立和完善安全套供应网络。

第二十九条 省、自治区、直辖市人民政府确定的公共场所的经营者应当在公共场所内放置安全套或者设置安全套发售设施。

第三十条 公共场所的服务人员应当依照《公共场所卫生管理条例》的规定,定期进行相关健康检查,取得健康合格证明;经营者应当查验其健康合格证明,不得允许未取得健康合格证明的人员从事服务工作。

第三十一条 公安、司法行政机关对被依法逮捕、拘留和在监狱中执行刑罚以及被依法收容教育、强制戒毒和劳动教养的艾滋病病毒感染者和艾滋病病人,应当采取相应的防治措施,防止艾滋病传播。

对公安、司法行政机关依照前款规定采取的防治措施,县级以上地方人民政府应当给予经费保障,疾病预防控制机构应当予以技术指导和配合。

第三十二条 对卫生技术人员和在执行公务中可能感染艾滋病病毒的人员,县级以上人民政府卫生主管部门和其他有关部门应当组织开展艾滋病防治知识和专业技能的培训,有关单位应当采取有效的卫生防护措施和医疗保健措施。

第三十三条 医疗卫生机构和出入境检验检疫机构应当按照国务院卫生主管部门的规定,遵守标准防护原则,严格执行操作规程和消毒管理制度,防止发生艾滋病医院感染和医源性感染。

第三十四条 疾病预防控制机构应当按照属地管理的原则,对艾滋病病毒感染者和艾滋病病人进行医学随访。

第三十五条 血站、单采血浆站应当对采集的人体血液、血浆进行艾滋病检测;不得向医疗机构和血液制品生产单位供应未经艾滋病检测或者艾滋病检测阳性的人体血液、血浆。

血液制品生产单位应当在原料血浆投料生产前对每一份血浆进行艾滋病检测;未经艾滋病检测或者艾滋病检测阳性的血浆,不得作为原料血浆投料生产。

医疗机构应当对因应急用血而临时采集的血液进行艾滋病检测,对临床用血艾滋病检测结果进行核查;对未经艾滋病检测、核查或者艾滋病检测阳性的血液,不得采集或者使用。

第三十六条 采集或者使用人体组织、器官、细胞、骨髓等的,应当进行艾滋病检测;未经艾滋病检测或者艾滋病检测阳性的,不得采集或者使用。但是,用于艾滋病防治科研、教学的除外。

第三十七条　进口人体血液制品,应当依照药品管理法的规定,经国务院药品监督管理部门批准,取得进口药品注册证书。

禁止进出口用于临床医疗的人体血液、血浆、组织、器官、细胞、骨髓等。但是,出于人道主义、救死扶伤目的,可以进出口临床急需、捐献配型的特殊血型血液、骨髓造血干细胞、外周血造血干细胞、脐带血造血干细胞,由中国红十字会总会办理出入境手续;具体办法由国务院卫生主管部门会同国家出入境检验检疫机构制定。

依照前款规定进出口的特殊血型血液、骨髓造血干细胞、外周血造血干细胞、脐带血造血干细胞,应当依照国境卫生检疫法律、行政法规的有关规定,接受出入境检验检疫机构的检疫。未经检疫或者检疫不合格的,不得进出口。

第三十八条　艾滋病病毒感染者和艾滋病病人应当履行下列义务:

(一)接受疾病预防控制机构或者出入境检验检疫机构的流行病学调查和指导;

(二)将感染或者发病的事实及时告知与其有性关系者;

(三)就医时,将感染或者发病的事实如实告知接诊医生;

(四)采取必要的防护措施,防止感染他人。

艾滋病病毒感染者和艾滋病病人不得以任何方式故意传播艾滋病。

第三十九条　疾病预防控制机构和出入境检验检疫机构进行艾滋病流行病学调查时,被调查单位和个人应当如实提供有关情况。

未经本人或者其监护人同意,任何单位或者个人不得公开艾滋病病毒感染者、艾滋病病人及其家属的姓名、住址、工作单位、肖像、病史资料以及其他可能推断出其具体身份的信息。

第四十条　县级以上人民政府卫生主管部门和出入境检验检疫机构可以封存有证据证明可能被艾滋病病毒污染的物品,并予以检验或者进行消毒。经检验,属于被艾滋病病毒污染的物品,应当进行卫生处理或者予以销毁;对未被艾滋病病毒污染的物品或者经消毒后可以使用的物品,应当及时解除封存。

第四章　治疗与救助

第四十一条　医疗机构应当为艾滋病病毒感染者和艾滋病病人提供艾滋病防治咨询、诊断和治疗服务。

医疗机构不得因就诊的病人是艾滋病病毒感染者或者艾滋病病人,推诿或者拒绝对其他疾病进行治疗。

第四十二条　对确诊的艾滋病病毒感染者和艾滋病病人,医疗卫生机构的工作人员应当将其感染或者发病的事实告知本人;本人为无行为能力人或者限制行为能力人的,应当告知其监护人。

第四十三条　医疗卫生机构应当按照国务院卫生主管部门制定的预防艾滋

母婴传播技术指导方案的规定,对孕产妇提供艾滋病防治咨询和检测,对感染艾滋病病毒的孕产妇及其婴儿,提供预防艾滋病母婴传播的咨询、产前指导、阻断、治疗、产后访视、婴儿随访和检测等服务。

第四十四条　县级以上人民政府应当采取下列艾滋病防治关怀、救助措施:

(一)向农村艾滋病病人和城镇经济困难的艾滋病病人免费提供抗艾滋病病毒治疗药品;

(二)对农村和城镇经济困难的艾滋病病毒感染者、艾滋病病人适当减免抗机会性感染治疗药品的费用;

(三)向接受艾滋病咨询、检测的人员免费提供咨询和初筛检测;

(四)向感染艾滋病病毒的孕产妇免费提供预防艾滋病母婴传播的治疗和咨询。

第四十五条　生活困难的艾滋病病人遗留的孤儿和感染艾滋病病毒的未成年人接受义务教育的,应当免收杂费、书本费;接受学前教育和高中阶段教育的,应当减免学费等相关费用。

第四十六条　县级以上地方人民政府应当对生活困难并符合社会救助条件的艾滋病病毒感染者、艾滋病病人及其家属给予生活救助。

第四十七条　县级以上地方人民政府有关部门应当创造条件,扶持有劳动能力的艾滋病病毒感染者和艾滋病病人,从事力所能及的生产和工作。

第五章　保障措施

第四十八条　县级以上人民政府应当将艾滋病防治工作纳入国民经济和社会发展规划,加强和完善艾滋病预防、检测、控制、治疗和救助服务网络的建设,建立健全艾滋病防治专业队伍。

各级人民政府应当根据艾滋病防治工作需要,将艾滋病防治经费列入本级财政预算。

第四十九条　县级以上地方人民政府按照本级政府的职责,负责艾滋病预防、控制、监督工作所需经费。

国务院卫生主管部门会同国务院其他有关部门,根据艾滋病流行趋势,确定全国与艾滋病防治相关的宣传、培训、监测、检测、流行病学调查、医疗救治、应急处置以及监督检查等项目。中央财政对在艾滋病流行严重地区和贫困地区实施的艾滋病防治重大项目给予补助。

省、自治区、直辖市人民政府根据本行政区域的艾滋病防治工作需要和艾滋病流行趋势,确定与艾滋病防治相关的项目,并保障项目的实施经费。

第五十条　县级以上人民政府应当根据艾滋病防治工作需要和艾滋病流行趋势,储备抗艾滋病病毒治疗药品、检测试剂和其他物资。

第五十一条　地方各级人民政府应当制定扶持措施,对有关组织和个人开展艾滋病防治活动提供必要的资金支持和便利条件。有关组织和个人参与艾滋病防治公益事业,依法享受税收优惠。

第六章　法律责任

第五十二条　地方各级人民政府未依照本条例规定履行组织、领导、保障艾滋病防治工作职责,或者未采取艾滋病防治和救助措施的,由上级人民政府责令改正,通报批评;造成艾滋病传播、流行或者其他严重后果的,对负有责任的主管人员依法给予行政处分;构成犯罪的,依法追究刑事责任。

第五十三条　县级以上人民政府卫生主管部门违反本条例规定,有下列情形之一的,由本级人民政府或者上级人民政府卫生主管部门责令改正,通报批评;造成艾滋病传播、流行或者其他严重后果的,对负有责任的主管人员和其他直接责任人员依法给予行政处分;构成犯罪的,依法追究刑事责任:

(一)未履行艾滋病防治宣传教育职责的;

(二)对有证据证明可能被艾滋病病毒污染的物品,未采取控制措施的;

(三)其他有关失职、渎职行为。

出入境检验检疫机构有前款规定情形的,由其上级主管部门依照本条规定予以处罚。

第五十四条　县级以上人民政府有关部门未依照本条例规定履行宣传教育、预防控制职责的,由本级人民政府或者上级人民政府有关部门责令改正,通报批评;造成艾滋病传播、流行或者其他严重后果的,对负有责任的主管人员和其他直接责任人员依法给予行政处分;构成犯罪的,依法追究刑事责任。

第五十五条　医疗卫生机构未依照本条例规定履行职责,有下列情形之一的,由县级以上人民政府卫生主管部门责令限期改正,通报批评,给予警告;造成艾滋病传播、流行或者其他严重后果的,对负有责任的主管人员和其他直接责任人员依法给予降级、撤职、开除的处分,并可以依法吊销有关机构或者责任人员的执业许可证件;构成犯罪的,依法追究刑事责任:

(一)未履行艾滋病监测职责的;

(二)未按照规定免费提供咨询和初筛检测的;

(三)对临时应急采集的血液未进行艾滋病检测,对临床用血艾滋病检测结果未进行核查,或者将艾滋病检测阳性的血液用于临床的;

(四)未遵守标准防护原则,或者未执行操作规程和消毒管理制度,发生艾滋病医院感染或者医源性感染的;

(五)未采取有效的卫生防护措施和医疗保健措施的;

(六)推诿、拒绝治疗艾滋病病毒感染者或者艾滋病病人的其他疾病,或者对艾滋病病毒感染者、艾滋病病人未提供咨询、诊断和治疗服务的;

(七)未对艾滋病病毒感染者或者艾滋病病人进行医学随访的;

（八）未按照规定对感染艾滋病病毒的孕产妇及其婴儿提供预防艾滋病母婴传播技术指导的。

出入境检验检疫机构有前款第（一）项、第（四）项、第（五）项规定情形的，由其上级主管部门依照前款规定予以处罚。

第五十六条 医疗卫生机构违反本条例第三十九条第二款规定，公开艾滋病病毒感染者、艾滋病病人或者其家属的信息的，依照传染病防治法的规定予以处罚。

出入境检验检疫机构、计划生育技术服务机构或者其他单位、个人违反本条例第三十九条第二款规定，公开艾滋病病毒感染者、艾滋病病人或者其家属的信息的，由其上级主管部门责令改正，通报批评，给予警告，对负有责任的主管人员和其他直接责任人员依法给予处分；情节严重的，由原发证部门吊销有关机构或者责任人员的执业许可证件。

第五十七条 血站、单采血浆站违反本条例规定，有下列情形之一，构成犯罪的，依法追究刑事责任；尚不构成犯罪的，由县级以上人民政府卫生主管部门依照献血法和《血液制品管理条例》的规定予以处罚；造成艾滋病传播、流行或者其他严重后果的，对负有责任的主管人员和其他直接责任人员依法给予降级、撤职、开除的处分，并可以依法吊销血站、单采血浆站的执业许可证：

（一）对采集的人体血液、血浆未进行艾滋病检测，或者发现艾滋病检测阳性的人体血液、血浆仍然采集的；

（二）将未经艾滋病检测的人体血液、血浆，或者艾滋病检测阳性的人体血液、血浆供应给医疗机构和血液制品生产单位的。

第五十八条 违反本条例第三十六条规定采集或者使用人体组织、器官、细胞、骨髓等的，由县级人民政府卫生主管部门责令改正，通报批评，给予警告；情节严重的，责令停业整顿，有执业许可证件的，由原发证部门暂扣或者吊销其执业许可证件。

第五十九条 对不符合本条例第三十七条第二款规定进出口的人体血液、血浆、组织、器官、细胞、骨髓等，进出口口岸出入境检验检疫机构应当禁止出入境或者监督销毁。提供、使用未经出入境检验检疫机构检疫的进口人体血液、血浆、组织、器官、细胞、骨髓等的，由县级以上人民政府卫生主管部门没收违法物品以及违法所得，并处违法物品货值金额3倍以上5倍以下的罚款；对负有责任的主管人员和其他直接责任人员由其所在单位或者上级主管部门依法给予处分。

未经国务院药品监督管理部门批准，进口血液制品的，依照药品管理法的规定予以处罚。

第六十条 血站、单采血浆站、医疗卫生机构和血液制品生产单位违反法律、行政法规的规定，造成他人感染艾滋病病毒的，应当依法承担民事赔偿责任。

第六十一条　公共场所的经营者未查验服务人员的健康合格证明或者允许未取得健康合格证明的人员从事服务工作，省、自治区、直辖市人民政府确定的公共场所的经营者未在公共场所内放置安全套或者设置安全套发售设施的，由县级以上人民政府卫生主管部门责令限期改正，给予警告，可以并处 500 元以上 5000 元以下的罚款；逾期不改正的，责令停业整顿；情节严重的，由原发证部门依法吊销其执业许可证件。

第六十二条　艾滋病病毒感染者或者艾滋病病人故意传播艾滋病的，依法承担民事赔偿责任；构成犯罪的，依法追究刑事责任。

第七章　附　则

第六十三条　本条例下列用语的含义：

艾滋病，是指人类免疫缺陷病毒（艾滋病病毒）引起的获得性免疫缺陷综合征。

对吸毒成瘾者的药物维持治疗，是指在批准开办戒毒治疗业务的医疗卫生机构中，选用合适的药物，对吸毒成瘾者进行维持治疗，以减轻对毒品的依赖，减少注射吸毒引起艾滋病病毒的感染和扩散，减少毒品成瘾引起的疾病、死亡和引发的犯罪。

标准防护原则，是指医务人员将所有病人的血液、其他体液以及被血液、其他体液污染的物品均视为具有传染性的病原物质，医务人员在接触这些物质时，必须采取防护措施。

有易感染艾滋病病毒危险行为的人群，是指有卖淫、嫖娼、多性伴、男性同性性行为、注射吸毒等危险行为的人群。

艾滋病监测，是指连续、系统地收集各类人群中艾滋病（或者艾滋病病毒感染）及其相关因素的分布资料，对这些资料综合分析，为有关部门制定预防控制策略和措施提供及时可靠的信息和依据，并对预防控制措施进行效果评价。

艾滋病检测，是指采用实验室方法对人体血液、其他体液、组织器官、血液衍生物等进行艾滋病病毒、艾滋病病毒抗体及相关免疫指标检测，包括监测、检验检疫、自愿咨询检测、临床诊断、血液及血液制品筛查工作中的艾滋病检测。

行为干预措施，是指能够有效减少艾滋病传播的各种措施，包括：针对经注射吸毒传播艾滋病的美沙酮维持治疗等措施；针对经性传播艾滋病的安全套推广使用措施，以及规范、方便的性病诊疗措施；针对母婴传播艾滋病的抗病毒药物预防和人工代乳品喂养等措施；早期发现感染者和有助于危险行为改变的自愿咨询检测措施；健康教育措施；提高个人规范意识以及减少危险行为的针对性同伴教育措施。

第六十四条　本条例自 2006 年 3 月 1 日起施行。1987 年 12 月 26 日经国务院批准，1988 年 1 月 14 日由卫生部、外交部、公安部、原国家教育委员会、国家旅游局、原中国民用航空局、国家外国专家局发布的《艾滋病监测管理的若干规定》同时废止。

突发公共卫生事件应急条例

（《突发公共卫生事件应急条例》经 2003 年 5 月 7 日国务院第 7 次常务会议通过，于 2003 年 5 月 9 日以中华人民共和国国务院令第 376 号公布，自公布之日起施行。根据 2010 年 12 月 29 日国务院第 138 次常务会议通过并于 2011 年 1 月 8 日以中华人民共和国国务院令第 588 号公布的《国务院关于废止和修改部分行政法规的决定》修正，自公布之日起施行。）

第一章　总　则

第一条　为了有效预防、及时控制和消除突发公共卫生事件的危害，保障公众身体健康与生命安全，维护正常的社会秩序，制定本条例。

第二条　本条例所称突发公共卫生事件（以下简称突发事件），是指突然发生，造成或者可能造成社会公众健康严重损害的重大传染病疫情、群体性不明原因疾病、重大食物和职业中毒以及其他严重影响公众健康的事件。

第三条　突发事件发生后，国务院设立全国突发事件应急处理指挥部，由国务院有关部门和军队有关部门组成，国务院主管领导人担任总指挥，负责对全国突发事件应急处理的统一领导、统一指挥。

国务院卫生行政主管部门和其他有关部门，在各自的职责范围内做好突发事件应急处理的有关工作。

第四条　突发事件发生后，省、自治区、直辖市人民政府成立地方突发事件应急处理指挥部，省、自治区、直辖市人民政府主要领导人担任总指挥，负责领导、指挥本行政区域内突发事件应急处理工作。

县级以上地方人民政府卫生行政主管部门，具体负责组织突发事件的调查、控制和医疗救治工作。

县级以上地方人民政府有关部门，在各自的职责范围内做好突发事件应急处理的有关工作。

第五条　突发事件应急工作，应当遵循预防为主、常备不懈的方针，贯彻统一领导、分级负责、反应及时、措施果断、依靠科学、加强合作的原则。

第六条　县级以上各级人民政府应当组织开展防治突发事件相关科学研究，建立突发事件应急流行病学调查、传染源隔离、医疗救护、现场处置、监督检查、监测检验、卫生防护等有关物资、设备、设施、技术与人才资源储备，所需经费列入本级政府财政预算。

国家对边远贫困地区突发事件应急工作给予财政支持。

第七条　国家鼓励、支持开展突发事件监测、预警、反应处理有关技术的国际交流与合作。

第八条　国务院有关部门和县级以上地方人民政府及其有关部门,应当建立严格的突发事件防范和应急处理责任制,切实履行各自的职责,保证突发事件应急处理工作的正常进行。

第九条　县级以上各级人民政府及其卫生行政主管部门,应当对参加突发事件应急处理的医疗卫生人员,给予适当补助和保健津贴;对参加突发事件应急处理作出贡献的人员,给予表彰和奖励;对因参与应急处理工作致病、致残、死亡的人员,按照国家有关规定,给予相应的补助和抚恤。

第二章　预防与应急准备

第十条　国务院卫生行政主管部门按照分类指导、快速反应的要求,制定全国突发事件应急预案,报请国务院批准。

省、自治区、直辖市人民政府根据全国突发事件应急预案,结合本地实际情况,制定本行政区域的突发事件应急预案。

第十一条　全国突发事件应急预案应当包括以下主要内容:

(一)突发事件应急处理指挥部的组成和相关部门的职责;

(二)突发事件的监测与预警;

(三)突发事件信息的收集、分析、报告、通报制度;

(四)突发事件应急处理技术和监测机构及其任务;

(五)突发事件的分级和应急处理工作方案;

(六)突发事件预防、现场控制,应急设施、设备、救治药品和医疗器械以及其他物资和技术的储备与调度;

(七)突发事件应急处理专业队伍的建设和培训。

第十二条　突发事件应急预案应当根据突发事件的变化和实施中发现的问题及时进行修订、补充。

第十三条　地方各级人民政府应当依照法律、行政法规的规定,做好传染病预防和其他公共卫生工作,防范突发事件的发生。

县级以上各级人民政府卫生行政主管部门和其他有关部门,应当对公众开展突发事件应急知识的专门教育,增强全社会对突发事件的防范意识和应对能力。

第十四条　国家建立统一的突发事件预防控制体系。

县级以上地方人民政府应当建立和完善突发事件监测与预警系统。

县级以上各级人民政府卫生行政主管部门,应当指定机构负责开展突发事件的日常监测,并确保监测与预警系统的正常运行。

第十五条　监测与预警工作应当根据突发事件的类别,制定监测计划,科学分析、综合评价监测数据。对早期发现的潜在隐患以及可能发生的突发事件,应当依照本条例规定的报告程序和时限及时报告。

第十六条　国务院有关部门和县级以上地方人民政府及其有关部门,应当根据突发事件应急预案的要求,保证应急设施、设备、救治药品和医疗器械等物资储备。

第十七条　县级以上各级人民政府应当加强急救医疗服务网络的建设,配备相应的医疗救治药物、技术、设备和人员,提高医疗卫生机构应对各类突发事件的救治能力。

设区的市级以上地方人民政府应当设置与传染病防治工作需要相适应的传染病专科医院,或者指定具备传染病防治条件和能力的医疗机构承担传染病防治任务。

第十八条　县级以上地方人民政府卫生行政主管部门,应当定期对医疗卫生机构和人员开展突发事件应急处理相关知识、技能的培训,定期组织医疗卫生机构进行突发事件应急演练,推广最新知识和先进技术。

第三章　报告与信息发布

第十九条　国家建立突发事件应急报告制度。

国务院卫生行政主管部门制定突发事件应急报告规范,建立重大、紧急疫情信息报告系统。

有下列情形之一的,省、自治区、直辖市人民政府应当在接到报告1小时内,向国务院卫生行政主管部门报告:

(一)发生或者可能发生传染病暴发、流行的;

(二)发生或者发现不明原因的群体性疾病的;

(三)发生传染病菌种、毒种丢失的;

(四)发生或者可能发生重大食物和职业中毒事件的。

国务院卫生行政主管部门对可能造成重大社会影响的突发事件,应当立即向国务院报告。

第二十条　突发事件监测机构、医疗卫生机构和有关单位发现有本条例第十九条规定情形之一的,应当在2小时内向所在地县级人民政府卫生行政主管部门报告;接到报告的卫生行政主管部门应当在2小时内向本级人民政府报告,并同时向上级人民政府卫生行政主管部门和国务院卫生行政主管部门报告。

县级人民政府应当在接到报告后2小时内向设区的市级人民政府或者上一级人民政府报告;设区的市级人民政府应当在接到报告后2小时内向省、自治区、直辖市人民政府报告。

第二十一条　任何单位和个人对突发事件,不得隐瞒、缓报、谎报或者授意他人隐瞒、缓报、谎报。

第二十二条　接到报告的地方人民政府、卫生行政主管部门依照本条例规定报告的同时,应当立即组织力量对报告事项调查核实、确证,采取必要的控制措施,并及时报告调查情况。

第二十三条　国务院卫生行政主管部门应当根据发生突发事件的情况,及时向国务院有关部门和各省、自治区、直辖市人民政府卫生行政主管部门以及军队有关部门通报。

突发事件发生地的省、自治区、直辖市人民政府卫生行政主管部门,应当及时向毗邻省、自治区、直辖市人民政府卫生行政主管部门通报。

接到通报的省、自治区、直辖市人民政府卫生行政主管部门,必要时应当及时通知本行政区域内的医疗卫生机构。

县级以上地方人民政府有关部门,已经发生或者发现可能引起突发事件的情形时,应当及时向同级人民政府卫生行政主管部门通报。

第二十四条　国家建立突发事件举报制度,公布统一的突发事件报告、举报电话。

任何单位和个人有权向人民政府及其有关部门报告突发事件隐患,有权向上级人民政府及其有关部门举报地方人民政府及其有关部门不履行突发事件应急处理职责,或者不按照规定履行职责的情况。接到报告、举报的有关人民政府及其有关部门,应当立即组织对突发事件隐患、不履行或者不按照规定履行突发事件应急处理职责的情况进行调查处理。

对举报突发事件有功的单位和个人,县级以上各级人民政府及其有关部门应当予以奖励。

第二十五条　国家建立突发事件的信息发布制度。

国务院卫生行政主管部门负责向社会发布突发事件的信息。必要时,可以授权省、自治区、直辖市人民政府卫生行政主管部门向社会发布本行政区域内突发事件的信息。

信息发布应当及时、准确、全面。

第四章　应急处理

第二十六条　突发事件发生后,卫生行政主管部门应当组织专家对突发事件进行综合评估,初步判断突发事件的类型,提出是否启动突发事件应急预案的建议。

第二十七条　在全国范围内或者跨省、自治区、直辖市范围内启动全国突发事件应急预案,由国务院卫生行政主管部门报国务院批准后实施。省、自治区、直辖市启动突发事件应急预案,由省、自治区、直辖市人民政府决定,并向国务院报告。

第二十八条　全国突发事件应急处理指挥部对突发事件应急处理工作进行督察和指导,地方各级人民政府及其有关部门应当予以配合。

省、自治区、直辖市突发事件应急处理指挥部对本行政区域内突发事件应急处理工作进行督察和指导。

第二十九条　省级以上人民政府卫生行政主管部门或者其他有关部门指定的突发事件应急处理专业技术机构,负责突发事件的技术调查、确证、处置、控制和评价工作。

第三十条　国务院卫生行政主管部门对新发现的突发传染病,根据危害程度、流行强度,依照《中华人民共和国传染病防治法》的规定及时宣布为法定传染病;宣布为甲类传染病的,由国务院决定。

第三十一条　应急预案启动前,县级以上各级人民政府有关部门应当根据突发事件的实际情况,做好应急处理准备,采取必要的应急措施。

应急预案启动后,突发事件发生地的人民政府有关部门,应当根据预案规定的职责要求,服从突发事件应急处理指挥部的统一指挥,立即到达规定岗位,采取有关的控制措施。

医疗卫生机构、监测机构和科学研究机构,应当服从突发事件应急处理指挥部的统一指挥,相互配合、协作,集中力量开展相关的科学研究工作。

第三十二条　突发事件发生后,国务院有关部门和县级以上地方人民政府及其有关部门,应当保证突发事件应急处理所需的医疗救护设备、救治药品、医疗器械等物资的生产、供应;铁路、交通、民用航空行政主管部门应当保证及时运送。

第三十三条　根据突发事件应急处理的需要,突发事件应急处理指挥部有权紧急调集人员、储备的物资、交通工具以及相关设施、设备;必要时,对人员进行疏散或者隔离,并可以依法对传染病疫区实行封锁。

第三十四条　突发事件应急处理指挥部根据突发事件应急处理的需要,可以对食物和水源采取控制措施。

县级以上地方人民政府卫生行政主管部门应当对突发事件现场等采取控制措施,宣传突发事件防治知识,及时对易受感染的人群和其他易受损害的人群采取应急接种、预防性投药、群体防护等措施。

第三十五条　参加突发事件应急处理的工作人员,应当按照预案的规定,采取卫生防护措施,并在专业人员的指导下进行工作。

第三十六条　国务院卫生行政主管部门或者其他有关部门指定的专业技术机构,有权进入突发事件现场进行调查、采样、技术分析和检验,对地方突发事件的应急处理工作进行技术指导,有关单位和个人应当予以配合;任何单位和个人不得以任何理由予以拒绝。

第三十七条　对新发现的突发传染病、不明原因的群体性疾病、重大食物和职业中毒事件,国务院卫生行政主管部门应当尽快组织力量制定相关的技术标准、规范和控制措施。

第三十八条　交通工具上发现根据国务院卫生行政主管部门的规定需要采取

应急控制措施的传染病病人、疑似传染病病人，其负责人应当以最快的方式通知前方停靠点，并向交通工具的营运单位报告。交通工具的前方停靠点和营运单位应当立即向交通工具营运单位行政主管部门和县级以上地方人民政府卫生行政主管部门报告。卫生行政主管部门接到报告后，应当立即组织有关人员采取相应的医学处置措施。

交通工具上的传染病病人密切接触者，由交通工具停靠点的县级以上各级人民政府卫生行政主管部门或者铁路、交通、民用航空行政主管部门，根据各自的职责，依照传染病防治法律、行政法规的规定，采取控制措施。

涉及国境口岸和入出境的人员、交通工具、货物、集装箱、行李、邮包等需要采取传染病应急控制措施的，依照国境卫生检疫法律、行政法规的规定办理。

第三十九条　医疗卫生机构应当对因突发事件致病的人员提供医疗救护和现场救援，对就诊病人必须接诊治疗，并书写详细、完整的病历记录；对需要转送的病人，应当按照规定将病人及其病历记录的复印件转送至接诊的或者指定的医疗机构。

医疗卫生机构内应当采取卫生防护措施，防止交叉感染和污染。

医疗卫生机构应当对传染病病人密切接触者采取医学观察措施，传染病病人密切接触者应当予以配合。

医疗机构收治传染病病人、疑似传染病病人，应当依法报告所在地的疾病预防控制机构。接到报告的疾病预防控制机构应当立即对可能受到危害的人员进行调查，根据需要采取必要的控制措施。

第四十条　传染病暴发、流行时，街道、乡镇以及居民委员会、村民委员会应当组织力量，团结协作，群防群治，协助卫生行政主管部门和其他有关部门、医疗卫生机构做好疫情信息的收集和报告、人员的分散隔离、公共卫生措施的落实工作，向居民、村民宣传传染病防治的相关知识。

第四十一条　对传染病暴发、流行区域内流动人口，突发事件发生地的县级以上地方人民政府应当做好预防工作，落实有关卫生控制措施；对传染病病人和疑似传染病病人，应当采取就地隔离、就地观察、就地治疗的措施。对需要治疗和转诊的，应当依照本条例第三十九条第一款的规定执行。

第四十二条　有关部门、医疗卫生机构应当对传染病做到早发现、早报告、早隔离、早治疗，切断传播途径，防止扩散。

第四十三条　县级以上各级人民政府应当提供必要资金，保障因突发事件致病、致残的人员得到及时、有效的救治。具体办法由国务院财政部门、卫生行政主管部门和劳动保障行政主管部门制定。

第四十四条　在突发事件中需要接受隔离治疗、医学观察措施的病人、疑似病人和传染病病人密切接触者在卫生行政主管部门或者有关机构采取医学措施时应当予以配合;拒绝配合的,由公安机关依法协助强制执行。

第五章 法律责任

第四十五条 县级以上地方人民政府及其卫生行政主管部门未依照本条例的规定履行报告职责,对突发事件隐瞒、缓报、谎报或者授意他人隐瞒、缓报、谎报的,对政府主要领导人及其卫生行政主管部门主要负责人,依法给予降级或者撤职的行政处分;造成传染病传播、流行或者对社会公众健康造成其他严重危害后果的,依法给予开除的行政处分;构成犯罪的,依法追究刑事责任。

第四十六条 国务院有关部门、县级以上地方人民政府及其有关部门未依照本条例的规定,完成突发事件应急处理所需要的设施、设备、药品和医疗器械等物资的生产、供应、运输和储备的,对政府主要领导人和政府部门主要负责人依法给予降级或者撤职的行政处分;造成传染病传播、流行或者对社会公众健康造成其他严重危害后果的,依法给予开除的行政处分;构成犯罪的,依法追究刑事责任。

第四十七条 突发事件发生后,县级以上地方人民政府及其有关部门对上级人民政府有关部门的调查不予配合,或者采取其他方式阻碍、干涉调查的,对政府主要领导人和政府部门主要负责人依法给予降级或者撤职的行政处分;构成犯罪的,依法追究刑事责任。

第四十八条 县级以上各级人民政府卫生行政主管部门和其他有关部门在突发事件调查、控制、医疗救治工作中玩忽职守、失职、渎职的,由本级人民政府或者上级人民政府有关部门责令改正、通报批评、给予警告;对主要负责人、负有责任的主管人员和其他责任人员依法给予降级、撤职的行政处分;造成传染病传播、流行或者对社会公众健康造成其他严重危害后果的,依法给予开除的行政处分;构成犯罪的,依法追究刑事责任。

第四十九条 县级以上各级人民政府有关部门拒不履行应急处理职责的,由同级人民政府或者上级人民政府有关部门责令改正、通报批评、给予警告;对主要负责人、负有责任的主管人员和其他责任人员依法给予降级、撤职的行政处分;造成传染病传播、流行或者对社会公众健康造成其他严重危害后果的,依法给予开除的行政处分;构成犯罪的,依法追究刑事责任。

第五十条 医疗卫生机构有下列行为之一的,由卫生行政主管部门责令改正、通报批评、给予警告;情节严重的,吊销医疗机构执业许可证;对主要负责人、负有责任的主管人员和其他直接责任人员依法给予降级或者撤职的纪律处分;造成传染病传播、流行或者对社会公众健康造成其他严重危害后果,构成犯罪的,依法追究刑事责任:

(一)未依照本条例的规定履行报告职责,隐瞒、缓报或者谎报的;

(二)未依照本条例的规定及时采取控制措施的;

(三)未依照本条例的规定履行突发事件监测职责的;

（四）拒绝接诊病人的；

（五）拒不服从突发事件应急处理指挥部调度的。

第五十一条 在突发事件应急处理工作中，有关单位和个人未依照本条例的规定履行报告职责，隐瞒、缓报或者谎报，阻碍突发事件应急处理工作人员执行职务，拒绝国务院卫生行政主管部门或者其他有关部门指定的专业技术机构进入突发事件现场，或者不配合调查、采样、技术分析和检验的，对有关责任人员依法给予行政处分或者纪律处分；触犯《中华人民共和国治安管理处罚法》，构成违反治安管理行为的，由公安机关依法予以处罚；构成犯罪的，依法追究刑事责任。

第五十二条 在突发事件发生期间，散布谣言、哄抬物价、欺骗消费者，扰乱社会秩序、市场秩序的，由公安机关或者工商行政管理部门依法给予行政处罚；构成犯罪的，依法追究刑事责任。

第六章 附 则

第五十三条 中国人民解放军、武装警察部队医疗卫生机构参与突发事件应急处理的，依照本条例的规定和军队的相关规定执行。

第五十四条 本条例自公布之日起施行。

普通高等学校传染病预防控制指南

[《普通高等学校传染病预防控制指南》(WS/T 642—2019)于 2019 年 1 月 23 日由中华人民共和国国家卫生健康委员会、中华人民共和国教育部联合发布,并于 2019 年 7 月 1 日实施。]

1　范围

本标准规定了普通高等学校法定传染病预防控制工作的预防、控制和保障要求。

本标准适用于普通高等学校的传染病预防控制工作,其他可能导致群体流行或群体性不明原因疾病的预防控制工作可参照执行。

2　规范性引用文件

下列文件对于本文件的应用是必不可少的。凡是注日期的引用文件,仅注日期的版本适用于本文件。凡是不注日期的引用文件,其最新版本(包括所有的修改单)适用于本文件。

GB 5749　生活饮用水卫生标准

GB 17051　二次供水设施卫生规范

GB/T 22000　食品安全管理体系食品链中各类组织的要求

GB/T 27306　食品安全管理体系餐饮业要求

3　术语和定义

下列术语和定义适用于本文件。

3.1　普通高等学校　regular higher education institution

按照国家规定的设置标准和审批程序批准举办的,通过全国普通高等学校统一招生考试,招收普通高中毕业生为主要培养对象,实施高等教育的全日制大学、独立设置的学院和高等专科学校。

3.2　卫生技术人员　health professional

按照国家有关法律、法规和规章的规定取得卫生技术人员资格或者职称的人员。

3.3　学校传染病疫情报告人　school epidemic information reporter

负责传染病疫情报告的学校专(兼)职卫生技术人员,或经培训合格执行相关职务的学校其他工作人员。

3.4　症状监测　syndromic surveillance

系统、持续地收集、分析临床明确诊断前能够指示疾病暴发的相关资料,并做出合理解释,以便据此开展公共卫生调查。

4 预防

4.1 健康教育

4.1.1 学校应定期对学生进行传染病预防控制知识、技能的健康教育。新生入学后1个月内健康教育培训应不少于1学时;在校期间应开展形式多样的健康教育,每学年不少于1学时。

4.1.2 学校每学年应开展针对教职员工的传染病预防控制健康教育。

4.2 健康管理

4.2.1 学校应建立定期体检制度和师生员工的健康档案。新生入学时和毕业前应分别进行一次健康体检,学生及教职员工在校期间应定期进行健康体检,并将结核病筛查作为入学新生体检的必查项目。学校体检机构应符合国家卫生行政部门对体检工作的质量要求。

4.2.2 对体检发现的传染病或疑似传染病病例,学校应向当地卫生行政部门指定的疾病预防控制机构报告,并告知学生或家长及时到医疗机构诊治。

4.2.3 学校应配合当地卫生行政部门,做好学生预防接种管理。

4.2.4 学校出现传染病病例时,应在卫生行政部门的指导下,做好传染病预防控制管理工作。

4.3 卫生管理

4.3.1 学校应按照 GB/T 22000、GB/T 27306、GB 17051、GB 5749 等的规定保障学生的饮食、饮用水安全,为学生提供安全、卫生的环境设施,消除鼠害和蚊、蝇、蟑螂等病媒生物的危害。

4.3.2 学校各类公共场所和学生生活、学习及活动场所的环境卫生,应符合相关卫生标准的规定。

4.3.3 传染病流行季节应加强教室、图书馆、实验室、食堂、学生宿舍、礼堂等人群聚集场所的通风换气和校园公共设施及公用器具的保洁和消毒工作。

5 控制

5.1 报告

5.1.1 学校应建立健全传染病疫情报告制度,明确学校传染病疫情报告人、报告时限和流程,并公布学校传染病疫情报告单位及部门的联系方式,保证传染病疫情信息的及时报告。

5.1.2 班级辅导员或学生宿舍管理员发现传染病疫情,或者在同一宿舍或者同一班级,1天内有3名或连续3天内有多名学生(5人以上)患病,并有相似症状(如发热、咳嗽、咳痰、咯血、皮疹、呕吐、黄疸等)或有共同用餐、饮水史时,应立即报告学校传染病疫情报告人。

5.1.3 在校学生、教职工发现传染病病人或疑似传染病病人时,以及自觉有疑似传染病症状发生时,应立即向班级辅导员或学校传染病疫情报告人报告。

5.1.4 学校医疗卫生机构应在诊治过程中保存门诊随诊记录、开展传染病症状监测,发现传染病病人或疑似传染病病人时,应立即向学校传染病疫情报告人报告并做好相应的登记记录。

5.1.5 学校传染病疫情报告人应按照《中华人民共和国传染病防治法》等相关法律法规要求的报告程序、内容和时限向当地卫生行政部门指定的疾病预防控制机构报告,同时报告学校主管领导。

5.2 控制措施

5.2.1 发生传染病疫情时,学校应在当地卫生行政部门的指导下实行晨检、午检或晚检。由班级辅导员或班干部对各班学生出勤、健康状况进行登记,做好因病缺课的登记和病因追踪。

5.2.2 发生传染病疫情时,学校应配合当地卫生行政部门做好传染病疫情的控制和病人的救治,并落实卫生行政部门提出的防控措施,包括高危人群预防性干预等。

5.2.3 学校师生员工应依法接受卫生行政部门的调查、采集样本、密切接触者筛查、隔离治疗、预防接种等预防控制措施,如实反映有关情况。

5.2.4 患传染病的学生,休、退学应根据病情、病种,按照学籍管理规定执行。

5.2.5 学生病愈且隔离期满时,应持学校医疗保健机构认可的有效证明到学校或院系教务部门查验后方可复课。

5.2.6 发生传染病暴发疫情时,学校应根据卫生行政部门的建议,取消大型聚集活动,如必须举办,尽量在室外举行,并尽可能缩短人群聚集的时间。

6 保障

6.1 学校应建立校领导负责的传染病预防控制工作体系和工作制度,成立学校传染病预防控制组织机构,成员应包括学校医疗保健、后勤、学生工作、教务、宣传等相关部门。

6.2 学校应在卫生部门的技术指导下,制定传染病预防控制应急预案和相关制度。

6.3 学校应有专门负责传染病预防控制的医疗保健机构和卫生技术人员,各二级学院应指定专人为传染病预防控制工作联系人。

6.4 学校相关医务人员应定期参加上级主管部门及相关业务部门组织的传染病预防控制业务培训。

6.5 学校应接受上级主管部门及相关业务部门组织开展的学校传染病预防控制工作的监督检查和业务技术指导。

» 附　录

附录 1 学生晨检/因病缺勤追踪发现肺结核可疑症状者/疑似肺结核患者排查登记表

院（系）   专业（班级）

序号	登记日期	姓名	性别	年龄	缺勤情况		肺结核可疑症状		疑似肺结核	是否就诊	排查结果	联系电话
					缺勤	天数	具体的肺结核可疑症状	持续时间				

附录2 学校结核病基本情况调查表

一、学校基本情况

1. 地址：_____ 邮编：_____

2. 全校学生总人数：_____ 教职工总人数：_____

3. 学校共有：_____学院_____系_____专业（年级）_____班级

4. 学校面积____平方米，学校教学楼____栋，教室____间，宿舍____栋

5. 工作、学习和生活环境条件：

(1) 学生居住环境：

宿舍楼是楼房，平均_____平方米/宿舍，平均_____人/宿舍

通风情况：

(2) 教室环境：

教室是楼房，平均_____平方米/教室，平均_____人/教室

通风情况：

二、结核病发病情况

1. 结核病病例总数：_____例，Ⅰ型_____例，Ⅱ型_____例，Ⅲ型_____例，Ⅳ型_____例

其中教职工_____例，学生_____例；患者住院治疗_____例，在家治疗_____例，在校_____例

2. 患者发病时间发布：

首例病例发病时间：_____年____月____日；症状：_____

3. 患者年龄分布为：

学生____岁；教职工____～____岁

4. 结核病病例空间分布：

同学院____例，同系____例，同专业（年级）____例，同班____例，同宿舍____例

患者所在学院总人数_____，所在系总人数_____，所在专业（年级）总人数_____，所在班级总人数_____

5. 实验室检查结果：

痰涂片阳性____例，集菌阳性____例，培养阳性____例

联系电话：_____ 主管领导：_____ 校医：_____

调查人：_____

调查时间：____年____月____日

附录3 确诊或疑似结核病个案调查表

一、基本情况

姓名_____ 性别____ 年龄____ 职业____ （家长姓名_____）

住址_____ 户口所在地_____

工作单位或学校_____ 电话_____

二、发病情况

1.发病时间：____年____月____日,发病地点：_____

　初诊时间：____年____月____日,确诊时间：____年____月____日

　住院时间：____年____月____日,医院名称：_____

　报告时间：____年____月____日

2.出现症状时间：____年____月____日

　主要症状：无　有(发烧;咳嗽;咯血;胸痛;乏力;食欲减退;盗汗;其他____)

3.结核菌素试验结果：_____mm　　试验时间：____年____月____日

4.X线片检查：X线片号_____　　X线片诊断：_____

5.痰菌检查：未查痰　　查痰(结果_____)

6.临床分型：_____,化疗方案：_____

7.治疗管理现状：

　住院　　在家里(地址：_____)　　在学校(隔离:是　否)

8.转归：　痊愈　　好转　　死亡

三、既往史

无　有(既往发病时间____年____月____日　诊断_____)

四、卡介苗接种史

无　有(接种时间____年____月____日)

卡痕：无　有

五、传染源接触史

1.周围有结核病患者_____例

2.近一年内外出活动:无　　有(地点：_____　时间：____年____月____日)

3.与结核病患者接触史:无　　有

六、传播因素调查

1.居住环境：　　散居　　集体

2.居住条件：　　楼房　　平房　　其他_____　　同居室住____人

3.室内是否通风:是　否;空气是否流通:是　否;光照:优　良　差

七、密切接触者登记及诊断结果

姓名	性别	年龄	关系	诊断结果

八、疫源地处理(消毒种类、方法、用品名称、剂量等)

_____

_____

_____

_____

调查单位:_____

调查人:_____

调查时间:____年____月____日

附录4 密切接触者个案调查表

1.一般情况

姓名_____ 性别____ 年龄____ 职业_____ 家长姓名_____

住址_____ 户口所在地_____

工作单位或学校_____ 电话_____

2.近期是否有以下不适症状：无 有(请填下面内容)

(1)主要症状:发热、咳嗽、咯血、胸痛、乏力、食欲减退、盗汗、其他_____

(2)发病时间:____年____月____日

　　　发病地点:_____

　　　就诊医院:_____

　　　报告时间:____年____月____日

3.筛查情况

(1)结核菌素试验结果:____mm;试验时间:____年____月____日

(2)X线片检查:胸透结果_____;拍片结果_____;X线片号_____

4.既往病史:无 有(病名_____;发病时间:____年____月____日)

5.卡介苗接种史:无 有(接种时间:____年____月____日)

　　　卡痕:无 有

6.传染源追溯

(1)周围有无结核病患者:无 有(人数____)

(2)与结核病患者的接触情况:密切接触 一般接触

7.传播因素调查

(1)居住环境:散居 集体

(2)居住条件:楼房 平房 其他_____ 同居室住_____人

(3)室内卫生:通风 光照(优、良、差)

8.疫源地处理(消毒种类、方法、用品名称、剂量等)

调查单位:_____

调查人:_____

调查时间:____年____月____日

附录 5　学校学生/教师结核病筛查登记表

单位盖章：

调查日期：____年____月____日

姓名	性别	年龄	家庭住址	专业班级	宿舍	接触史	卡介苗接种时间	卡痕/mm	结核菌素试验结果/mm	胸透结果	X线片结果	痰检结果	诊断结果	备注

填表人：

填报日期：____年____月____日

附录6 学校结核病筛查统计表

调查日期：___年___月___日

单位盖章：

筛查班级	应筛查数	结核菌素试验结果/mm							胸透			拍片			痰检				确诊病例					备注
		禁查总证	合计	0~4	5~9	10~14	15~19	≥20或有水泡	合计	异常	未见异常	合计	异常	未见异常	合计	阴性	阳性	集菌阳性	合计	I	II	III	IV	
合计																								

填表人：

填报日期：___年___月___日

附表 7　学校结核病患者发现情况登记表

调查日期：____年____月____日

单位盖章：

序号	姓名	性别	年龄	职业（专业及班级）	宿舍	家庭住址电话	确诊								痰检结果	结核菌素试验结果/mm	症状	治疗管理现状（住院、在家、在校）	备注
							时间	医院	分型										
									Ⅰ	Ⅱ	Ⅲ	Ⅳ						

填报人：

填报日期：____年____月____日

参考文献

[1] ZHAO Y L,XU S F，WANG L X，et al. National survey of drug-resistant tuberculosis in China[J]. The New England Journal of Medicine，2012,366 (23)：2161-2170.

[2] 王烨源.结核病,你了解多少[M].苏州:苏州大学出版社,2013.

[3] 张翠英.现代结核病防治365问[M].北京:人民军医出版社,2012.

[4] 关于印发《学校结核病防控工作规范(2017版)》的通知(国卫办疾控发〔2017〕22号)[A/OL].(2017-06-26)[2019-04-02].http://www.moe.gov.cn/srcsite/A17/moe_943/s3285/201707/t20170727_310182.html.

[5] 中华人民共和国国家卫生和计划生育委员会.肺结核诊断:WS 288—2017 [S].北京:中国标准出版社,2017.

[6] 梁淑英,赵二江,崔丹,等.我国大中学生艾滋病健康教育干预效果 Meta 分析 [J].中国学校卫生,2011,32(5):541-543.

[7] 陈舸,郑武雄,林丽.医学生艾滋病知识以及对同性恋认知态度与行为调查 [J].中国艾滋病性病,2012,18(9):599-601.

[8] 朱敏,崔丽.大学生艾滋病预防和性健康教育项目评估浅析[J].卫生软科学, 2012,26(10):902-904.

[9] 陈峰儿,童开妙.宁波地区3856名大学生性行为、性观念调查[J].上海预防医学杂志,2011,23(2):52.

[10] 郭燕丽,王东丽,周建波,等.文化程度对男男性行为者高危性行为及 HIV、梅毒螺旋体感染率的影响[J].中华预防医学杂志,2014,30(4):209-212.

[11] 孔慧敏,秦凤菊,杨中东.某高校大学生艾滋病防治知识调查[J].中国校医, 2012,26(5):341-342.

[12] 刘志浩,卫平民,黄明豪,等.南京市有性行为大学生安全套使用情况及影响因素分析[J].中国卫生统计,2013,30(5):635-637.

[13] 季成叶.艾滋病学校预防教育与应对师资培训教程[M].北京:北京大学医学出版社,2008.

[14] 王军民.艾滋病防治指南[M].济南:山东大学出版社,2006.

[15] 沈洁,程峰,杨凭.艾滋病自愿咨询检测实用手册[M].上海:上海科学技术出版社,2003.

[16] 中华医学会感染病学分会艾滋病丙型肝炎学组,中国疾病预防控制中心.中

国艾滋病诊疗指南(2018 版)[J]. 中华内科杂志,2018,57(12):1 - 18.

[17] 马亦林,李兰娟. 传染病学[M]. 5 版. 上海:上海科学技术出版社,2011.

[18] 孔衍琳,蒋就喜. 我国艾滋病流行近况分析[J]. 热带医学杂志,2014,14(12):1657 - 1660.

[19] 马迎华. 高校预防艾滋病教育面临的挑战与应对[J]. 保健医学研究与实践,2015,12(2):5 - 10.

[20] 张娟,曾梓. 男男性行为人群的艾滋病流行现状及预防控制[J]. 职业与健康,2015,31(8):1132 - 1134.

[21] 王永红. 某高校大学生对艾滋病知识、态度、技能及性健康教育需求的调研[J]. 中华疾病控制杂志,2015,19(4):376 - 379.

[22] MANDELL G L,BENNETT J E,DOLIN R. Principles and practice of infectious disease[M]. 7th ed. New York:Churchill Livingstone,2009.

[23] GLANZ K,RIMER B K,VISWANATH K. Health,behavior and health education:theory, research and practice [M]. 4th ed. Hoboken:Jossey-Bass,2008.

[24] AMELIO D R,TUERLINGS E,PERITO O. A global review of legislation on HIV/ AIDS:the issue of HIV testing[J]. Journal of Acquired Immune Deficiency Syndromes,2001(2):173 - 179.

[25] DIXON-MUENER R. How young is"too young"? Comparative perspectives on adolescent sexual, marital, and reproductive transitions[J]. Studies in Family Planning,2008,39(4):247 - 262.

[26] HARRISON A,NEVELL M L,IMRIE J,et al. HIV prevention for South African youth:which interventions work a systematic review of current evidence[J]. BMC Public Health,2010(10):102.

[27] BARAL S, SIFAKIS F, CLEGHORN F. Elevated risk for HIV infection among men who have sex with men in low-and middle-income countries 2000 - 2006:a systematic review[J]. PLoS Medicine,2007,4(12):1901 - 1911.

[28] MULLENS A B,YOUNG R M,DUNNE M. The cannabis expectancy questionnaire for men who have sex with men(CEQ-MSM):a measure of substance-related beliefs[J]. Addictive Behaviors,2010,35(6):616 - 619.

后 记

《"健康中国 2030"规划纲要》明确提出"加大学校健康教育力度,将健康教育纳入国民教育体系,把健康教育作为所有教育阶段素质教育的重要内容"。加强学校健康教育、提升学生健康素养,是贯彻落实党的十九大精神和《"健康中国 2030"规划纲要》《国家教育"十三五"发展规划纲要》的必然要求;是全面实施素质教育,培养学生健康观念和健康生活方式,促进学生全面发展、加快推进教育现代化的必然要求;是深入实施健康中国战略,实现"师生健康 中国健康"的重要基础。在广大师生中牢固树立"健康第一"理念,把健康教育融入学校教育教学各个环节,关注生命全周期、健康全过程,引导学生树立正确健康观,形成健康的行为和生活方式,是学校医务工作者义不容辞的职责。

近年来,校园肺结核疫情屡见不鲜,青年学生感染艾滋病人数逐年上升。结核病和艾滋病成为我国教育行政部门在各地各类学校中宣传教育和防控监测的重点疾病。自 2006 年国务院颁布《艾滋病防治条例》、印发《中国遏制与防治艾滋病行动计划(2006—2010 年)》以来,大学生艾滋病防治知识、健康教育书籍层出不穷,各省各高校有多个版本发行。但是,关于学校结核病防控知识方面的读本却并不多见。为切实做好学校结核病、艾滋病防控知识的健康教育,加强预防控制工作,指导学校高效、有序地开展疫情处置,防范学校结核病、艾滋病疫情的传播流行,确保广大师生身体健康与生命安全,编者依据《普通高等学校传染病预防控制指南》《学校结核病防控工作规范(2017 版)》《中国遏制与防治艾滋病"十三五"行动计划》等法律法规和规范性文件,针对学校结核病、艾滋病两大重点传染性疾病,编写了本书。本书由西安交通大学医院郝雁、梁志静医师总策划、统编,第一部分结核病由西安交通大学医院杨浩杰医师、西安体育学院何昌谋医师执笔,第二部分艾滋病由西安交通大学医院梁志静医师、山东建筑大学校医院宗建国执笔,全书由西安交通大学医院李利利、刘庆安、倪宁医师审稿。

本书的编写得到了教育部主管领导的高度重视,成稿后征询了高校医学界多位专家的意见,教育部体育卫生与艺术教育司樊泽民调研员欣然作序以示鼓励。陕西省高校卫生保健协会张西亚会长等同志在本书编写过程中给予了极大支持,这本书也是陕西省高校卫生工作者集体智慧的结晶。我们希望在今后的使用过程中不断提炼、升华，真正有效地在全国各大高校及中专学校中传播健康知识和理念，加快推进健康中国建设，全周期地保障师生健康，为实现"两个一百年"奋斗目标，实现中华民族伟大复兴的中国梦打下良好的健康基础。

最后，衷心感谢西安交通大学出版社魏照民、史菲菲等编辑在本书成书过程中给予的大力支持和辛苦付出，正是他们的信任、专注和敬业才有了今天的呈现。

西安交通大学医院　郝雁

2019 年 6 月 26 日